U0273787

平脉辨证传承实录百例

李士懋　著

协编（以姓氏笔划为序）

于　海　王　强　王四平　王振强

王雪红　王朝晖　牛广斌　吕淑静

刘惠聪　孙增为　赵建红　栾英辉

协编单位　李士懋名医传承工作室

中国中医药出版社

·北　京·

图书在版编目（CIP）数据

平脉辨证传承实录百例／李士懋著. —北京：
中国中医药出版社，2012.1（2022.1重印）
ISBN 978 - 7 - 5132 - 0590 - 0

Ⅰ.①平… Ⅱ.①李… Ⅲ.①脉诊—研究

Ⅳ.①R241.2

中国版本图书馆 CIP 数据核字（2011）第 194772 号

中 国 中 医 药 出 版 社 出 版
北京经济技术开发区科创十三街 31 号院二区 8 号楼
邮政编码　100176
传真　010-64405721
山东临沂新华印刷物流集团有限责任公司印刷
各地新华书店经销
*
开本 880×1230　1/32　印张 8.25　彩插 0.125　字数 184 千字
2012 年 1 月第 1 版　2022 年 1 月第 3 次印刷
书　号　ISBN 978 - 7 - 5132 - 0590 - 0
*
定价 39.00 元
网址　www.cptcm.com

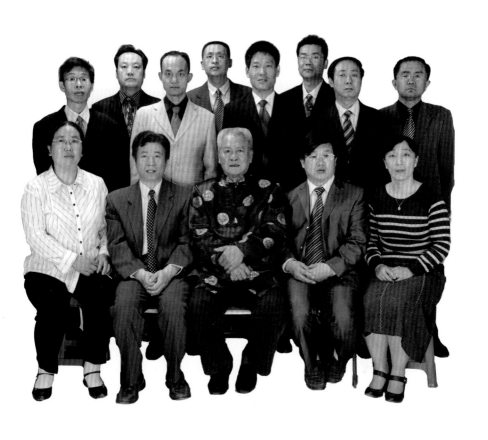

第一排（从左至右）：吕淑静　王四平　李士懋　牛广斌　刘惠聪

第二排（从左至右）：赵建红　孙增为　王雪红　于　海　王振强

　　　　　　　　　　王　强　栾英辉　王朝晖

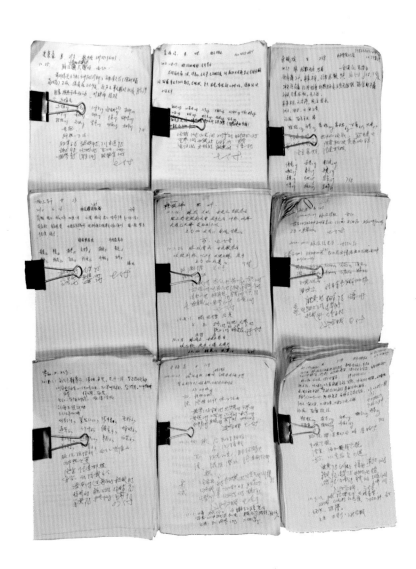

师傅批改学员诊治的病

作者简介

李士懋 男，1936年生于山东省黄县。1956年毕业于北京101中学，1962年毕业于北京中医学院（现北京中医药大学）。教授、主任医师、博士生导师，国家药品审评专家，第二、三、四批全国老中医药专家学术经验继承工作指导老师。2008年获河北"大名医"称号。已出版《脉学心悟》、《濒湖脉学解索》、《温病求索》、《相濡医集》、《冠心病中医辨治求真》、《中医临证一得集》、《李士懋、田淑霄脉学心得》、《汗法临证发微》等八部专著。

于 海（1967年12月生）男，大学本科，学士学位，副主任中医师，河北省第二批优秀中医临床人才，跟师于李士懋教授。发表学术论文3篇。现于石家庄新华区石岗社区卫生服务中心从事临床工作。

王 强（1972年7月生）男，大学本科，学士学位（在读硕士研究生），副主任中医师，第四批全国名老中医学术经验继承人，师从于李士懋教授。发表学术论文10余篇，出版著作6部，主持及主研河北省中医药管理局科研课题3项，获河北省中医药学会科技进步一等奖1项、二等奖2项。现于石家庄市中医院从事临床工作。

王四平（1966年4月生）男，博士，教授，"李士懋名医传承工作室"主任，跟李士懋教授学习多年。撰写学术论文53

篇，出版著作及教材 12 部，主持部级及厅局级科研课题 9 项，获河北省科学技术奖三等奖 4 项，河北省中医药学会科学技术奖一等奖 5 项、二等奖 3 项。从事中医教学、临床、科研工作，现为河北医科大学中医学院教师。

王振强（1977 年 7 月生）男，大学本科，学士学位，副主任中医师，河北省第二批优秀中医临床人才，跟师于李士懋教授。发表学术论文 20 余篇，参编著作 2 部，主持及主研市厅级以上科研课题 7 项，获河北省中医药学会科技进步一等奖 1 项、二等奖 2 项、三等奖 1 项。现于河北省泊头市中医院从事临床工作。

王雪红（1972 年 7 月生）男，大学本科，学士学位（在读硕士研究生），副主任中医师，第四批全国名老中医学术经验继承人，师从于李士懋教授。发表论文 3 篇，参编著作 2 部，获河北省中医药学会科学技术奖二等奖 1 项、三等奖 1 项。现于河北省易县中医院从事临床工作。

王朝晖（1969 年 7 月生）男，大学本科，学士学位，副主任中医师，河北省第二批优秀中医临床人才，跟师于李士懋教授。发表学术论文 10 余篇，获河北省中医药学会科学技术奖 2 项。现于张家口市中医院从事临床工作。

牛广斌（1968 年 2 月生）男，医学硕士（在读博士研究生），副主任中医师，河北省第二批优秀中医临床人才学员，跟师于李士懋教授。发表学术论文 10 余篇，主持完成省中医药管理局科研项目 2 项，获河北省中医药学会科学技术奖一等奖 1 项、二等奖 1 项。现于河北涉县中医院从事临床工作。

刘惠聪（1963 年 10 月生）女，大学本科，学士学位，主任中医师，河北医科大学兼职教授，全国第二批老中医药专家学术经验继承人，全国第二批优秀中医临床人才，跟师于李士懋教授。发表学术论文 20 余篇，主编或参编著作与教材 10 余部，主持及主研省部级及厅局级科研课题 10 余项，获河北省科技进步三等奖 2 项，获河北省万名中医"读书温课活动"竞赛一等奖；参加"河北省优秀中医临床人才 3515 项目"，被授予"河北省优秀中医临床人才"。现于石家庄市中医院从事临床工作。

吕淑静（1967 年 11 月生）女，学士学位（在读硕士研究生），副主任中医师，全国第四批名老中医学术经验继承人，师从于李士懋教授。发表论文 10 余篇，获河北省中医药学会科学技术奖 4 项。现于石家庄市桥西医院从事临床工作。

孙增为（1967 年 11 月生）男，学士学位（在读硕士研究生），副主任中医师，全国第四批名老中医学术经验继承人，跟师于李士懋教授。发表论文 11 篇，参编著作 4 部，在研厅局级课题 2 项。现于河北省承德县中医院从事临床工作。

赵建红（1969 年 3 月生）男，大学本科，学士学位，副主任中医师，河北省第二批优秀中医临床人才研修项目学员，跟师于李士懋教授。发表学术论文 10 篇，获河北省中医药学会科学技术奖三等奖 2 项。现于河北省井陉县中医院从事临床工作。

栾英辉（1963 年 4 月生）男，大学本科，学士学位，主任中医师，河北省第二批优秀中医临床人才，邢台市首届名中医，跟师于李士懋教授。发表学术论文 20 余篇，主编著作 1 部，参编著作 4 部，获河北省中医药学会科学技术奖二等奖 2 项。现于河北省清河县中心医院从事临床工作。

前言

兴国战略，人才是根本；振兴中医学，同样人才是根本。

师承，是中医再教育的重要环节，尤其是培养优秀中医临床人才的重要环节，国家予以高度重视，我作为传承老师备感责任重大。

如何搞好传承？大致有两种方法：一种是被动传承，跟师三年，抄方三年；一种是启发式、主动地传承。我们采取后者，具体做法是三步走：头一年，跟师抄方，熟悉师父的辨证论治思路和方法；第二年，凡初诊病人，皆由学员独立连续诊治，师父把关、修改，并扼要说明修改理由；第三年，学员之间互为师父，甲看完，乙再改，丙再改，最后师父评批。这颇似《经方实验录》，师生一起讨论。这种虽好，但限于门诊时间，尚难普遍采用。这种方法，实质每一次都是在众目睽睽下的一次考试，是考学员，更是考师父。这种考试，来不得半点虚假，也作不了弊，每次病人复诊反馈都是在给学员打分，更是给师父打分。我深感这种考试的压力，初诊时尚可侃侃而谈，若复诊不效，自感郁闷，再讲的勇气自然就挫了很多，这也就迫使我努力学习，认真看病，是对我的鞭策，也是教学相长吧。这种积极传承方法收效颇高，现师生诊治符合率在70% ~ 90%之间。

本书就是将这些师生共同诊治，并有信息反馈、足资验证疗效的部分病例收集起来，再加按语，以阐明其理。犹看魔术，令人神奇不解，点破其道理，也就恍然大悟。所以每例加按，意在使人明其理、知其变。这些资料颇有价值：一是展示我们辨证论治的方法与特点，针对每个病人如何思辨与治疗；二是针对学员独立诊治中的不当之处，如何分辨其正误，针对性很强；三是理法方药相贯，展现经典理论对临床实践的巨大指导价值。这些医案有些并不完整，因能反映我们的思辨方法，故亦收入。

我1956年考入北京中医学院（现北京中医药大学），屈指已55年。常因疗效不佳而内疚，皆因我辨证论治水平不高，虽苦读了一些书，亦难一蹴而就。在成功失败、经验教训的交织中跌跌撞撞地走至暮年，回想起来也形成了自己对辨证论治的一些见解，归纳起来有六条：

一是以经典理论为指导。

二是以脉诊为纲，平脉辨证，以脉解症，以脉解舌，以脉定证。

三是胸有全局，全面分析。

四是首辨虚实。

五是动态诊治。

六是崇尚经方。

以上见解，已详述于拙著《我对辨证论治的认识和应用》一书中，并将通过每份医案体现在本书中。

中医的传承可分三个层次：第一个层次是思辨；第二个层次是学术见术；第三个层次是具体经验。第一层次乃授人以渔，而第三层次是授人以鱼。所以我在传承过程中，努力使学员建立起中医的思辨方法，掌握辨证论治的精髓，使临床实践中能高屋建瓴，游刃有余。撰写此书的本意，不在于阐述某一病证的见解和经验，而着重于展现我们对每一病证的思辨方法，意在授渔，故书名曰《平脉辨证传承实录百例》，是耶、非耶，任人评说。

这些病例的真实性毋庸置疑，我已退休多年，虽未隐居山林，名利确已渐淡，再修饰造假的必要性不大。再者，这些病例都是在众目睽睽下诊治的，随我出诊学员有国家优才、省优才、国家高徒、在校研究生、本科生等，常一二十人，大部都抄录在册。本书若能出版，这些学员必是首批的读者，倘发现我造假，岂不无颜于世。此言仿佛此地无银三百两，实因被迫使然。仅以此书求证同道，倘对传承工作或有小补，余心幸甚。

李士懋
2011 年 4 月 3 日
书于相濡斋

从"效失参半"到"屡试屡效"的惊人一跃

——兼论"临床界盲区"与"李士懋现象"

很多临床医生对于"效失参半"的窘况百思而不得其解：

为什么明明见实寒而温之、见实热而清之、见气滞而行之、见血瘀而活之、见湿水饮痰食积而化之……但疗效往往如同《天龙八部》里面段誉的"六脉神剑"，有时候效如桴鼓、堪称神效，而有时候则当效不效，效失参半。最让这些医生们尴尬的是，很多时候事后难以找到失败的原因！

所以，要想大幅度提高临床疗效，要从辨证论治的根本上说起。

"不是批判的武器，而是武器的批判"！

张仲景"思求经旨，以演其所知"的学术态度，和上述这句西方哲人的话不谋而合。

到底什么是实？什么是虚？

实、虚的本质是什么？用什么治疗大法来治疗呢？

我也曾在相当长时间内，就像仲景所批评的"观今之医，

1

不念思求经旨，以演其所知，各承家技，终始顺旧"，不加思考地脱口而出:《内经》上讲，"邪气盛则实，精气夺则虚"，故实为盛、为有余；虚为弱、为不足。——须知，《黄帝内经》所云乃为先圣的独立思考，而我则是毫无独立思考地人云亦云也。正如一则禅的故事:有个著名禅师，每当有人求教"禅是什么"的时候，这位禅师就伸出一个手指。跟随禅师学习的小和尚觉得原来禅很简单，于是凡是有人向他问"禅是什么"的时候，小和尚也伸出一个手指。说时迟那时快，禅师用刀削掉小和尚伸出的手指，大喝一声:"禅是什么?"这个小和尚没了手指，脑海中一片空白……（有人说小和尚当下顿悟，但我觉得恐怕依旧糊涂的概率更大）

后来，痛定思痛，我开始对中医的诸多根本理论进行独立的思考，得出如下结论:

实为"郁结"，虚为"不足"。

治疗大法大家都熟知:实则攻之（用攻法:"汗吐下法"和"消法"），虚则补之（用补法:补阳、补阴、补气、补血、补津液）。但是在临床应用中，却容易重视某些大法，忽视某些大法。比如，对于"虚为不足，虚则补之"大家都很重视，但是对于"实为郁结，实则攻之"却经常有所忽视!所以，本文只重点论述医生们容易忽视的问题——"实为郁结"。

"实"（包含"虚实错杂"，甚至也包括"虚实错杂偏虚"，但不包括"纯虚无实"）的特性是"郁结"。具体来说，实证一定都有或轻或重的"郁"，但实证不一定都能达到"结"的程度，因为"郁"甚者才可为"结"。

"实之郁结"包含"寒、热、气、血、津液之郁结"，即:"实寒之郁结"、"实热之郁结"、"气滞之郁结"、"血瘀之郁结"、

"湿水饮痰食积之郁结"，这也就是教材中的术语"实寒、实热、气滞、血瘀、湿水饮痰食积"。

对于"实寒、实热、气滞、血瘀、湿水饮痰食积"，很容易想到应该用"温寒、清热、行气、活血、化湿水饮痰食积"来进行治疗。——所谓"实则攻之，虚则补之；寒则温之，热则清之"。

但是请大家格外注意的是，对于"气滞、血瘀、湿水饮痰食积"可用"行气、活血、化湿水饮痰食积"来治疗。但对于"实寒、实热"（乃至夹杂"气滞、血瘀、湿水饮痰食积"的实寒、实热）仅用"温寒、清热"来治疗是有重大欠缺的。既然大原则是"实则攻之，虚则补之；寒则温之，热则清之"，如果只考虑到"实寒、实热"（乃至夹杂"气滞、血瘀、湿水饮痰食积"的实寒、实热）用"温寒、清热"来治，则极其容易忽略遗漏另一半儿治疗大法："实则攻之"（若为实寒，寒则温之；若为实热，热则清之）！

因为实寒或实热证往往夹杂"气滞、血瘀、湿水饮痰食积"，所以几乎所有的病症（指除了"纯虚无实"之外的所有实证和虚实错杂证），都要特别注意不能遗漏"实则攻之"的治疗大法。否则，治病就容易陷入"效失参半"的境地（因为你已经遗漏了一半儿的治疗大法），而难以进入"屡试屡效"的绝对理性境界。

针对"实证"（含虚实错杂）的治疗大法，包括两部分：

一半儿是"汗吐下法"（注意："汗法"也包含"发散宣透"之法；下法中也包含"渗湿利水"之法）。这部分临床医生有时容易忽视。

一半儿是"消法"（消法包括：行气、活血、化湿水饮痰食积）。这部分临床医生都能掌握，所以不再论述。

至此，我们重点论述的问题是临床医生们容易忽视的"实寒、实热"（乃至夹杂"气滞、血瘀、湿水饮痰食积"的实寒、实热）。——而对这个问题，还可以具体分解："实寒在表、实热在表"也是临床医生都能掌握的，所以只剩下"实寒在里、实热在里"如何用攻法（汗吐下）？

先说汗法。汗法在教材上的常规说法是，汗法用来治疗表证，具有"解表"的作用。其实教材上的说法只说出了汗法比较常用的一部分，更多广泛而有效的用途没有给予清晰说明（怕初学者掌握太多而易于混淆）。但对于已经有临床经验的医师而言，我们必须给大家更全面完整的汗法治疗大法。

汗法可治疗"实证"（含虚实错杂证，但不包括"纯虚无实证"）。而实证，既包括"在表的实证"（也就是教材中所说的"表证"），也包括"在里的实证"。

汗法，是通过"发散宣透"来"给邪出路"。

那么，所有的"实证在里"、"实证在表"，都可以而且必须首先考虑同时应用汗法。

再说下法（吐法因在当代中医门诊基本不用而暂略）。虽然教材上并无明确说明，但长期以来似乎给人的印象是，必须具有"大便干燥"的指征才能用"下法"。这正如"必须有表证才能用汗法"一样，大大缩小了"实则攻之"大法的使用范围。"下法"也是给邪出路的常用之法，不要局限于大便干燥。

实际上，"汗吐下"（也包括渗利）是攻法中的"半壁江山"，以"给邪出路"（侧面疏导）为特色；攻法另外的半壁江山是"消法"（具体分为：行气、活血、化湿水饮痰食积）和"温法、清法"，以"正面进攻"为特色。

自古以来，中医临床者都知道"正面进攻"，而有时容易忽视"侧面疏导"，所以导致很多时候"效失参半"而不知原因。

正是由于上述思考，我才对河北医科大学中医学院李士懋教授所大力倡导和深刻剖析的"论汗法"、"论火郁发之"有着深度共鸣和高度认同！

初看起来，李士懋教授所提的"汗法"只是八法之一，而且在当代临床很多人已经根深蒂固地认为：除了表证几乎不用汗法。李士懋教授所提的"火郁发之"，只是诸多病机中的"实热证（火）"中的某类特殊情况，只能占全部病机的大约二十分之一。——坦率地说，我初读李老专著的时候，也曾和广大读者有一样的困惑：为什么李教授把很偏僻冷门的治法，居然扩充为专著？岂不有些"小题大做"甚至"以偏概全"？为什么反复叙说"二十分之一"的病机，难道其他病机就不重要吗？

后来，结合我自己对于病机的独立思考，反复研读李士懋教授的全部著作，我才恍然大悟：原来，李士懋教授所说的"汗法"和"火郁发之"，恰恰就是当代中医临床界容易忽视的盲区，而李老把这个盲区进行重点阐释。那么，就相当于为临床医生搭建了从"效失参半"到"屡试屡效"的天梯！

李士懋教授所论"汗法"，侧重于提醒我们治疗"实寒在里"（含兼夹"气滞、血瘀、湿水饮痰食积"）类的常见盲区。

李士懋教授所论"火郁发之"，侧重于提醒我们治疗"实热在里"（含兼夹"气滞、血瘀、湿水饮痰食积"）类的常见盲区。

（笔者认为，无论是实寒在里，还是实热在里，都可以用正面侧面结合治疗，既"给邪出路"又"正面进攻"，而且实寒、实热除了用汗法"发散宣透"，也可以用下法等其他"侧面疏导"法）

如此而言，李士懋教授已经把"临床常见盲区"的几乎全部重点都顾及了。

这是李士懋教授一个划时代的历史贡献！至少和王清任的瘀血方论、张锡纯的大气下陷论等，成为中医学术历史上一个重要的贡献。

然而，如此仅仅以"冲破临床盲区"来评价李士懋教授，还是太浅视李老矣！对于"李士懋教授"，我更愿意从"李士懋现象"的层面来阐释。

因为在李士懋教授对中医临床界重大盲区进行重点阐释的背后，是缘自他对中医学界大多数基本病机进行过深入的"全面独立思考"：比如，到底什么是"表证"（或曰太阳病），什么是"半表半里证"（或曰少阳病，乃至厥阴病）……李士懋教授不但全面独立思考了"表证"、"里证"、"半表半里证"、"实证"、"虚证"、"寒证"、"热证"、"气证"、"血证"、"津液证"的内涵，而且居然给出基本病机和常用方证的"清晰、完整、量化的使用指征"。比如，实寒证的指征为："一是脉沉弦拘紧；二是疼痛；三是恶寒。依其在辨证中的权重划分，脉沉弦拘紧占 80%，疼痛占 10%，恶寒占 5%，其他舌征、体征、症状可占5%。"再比如，乌梅丸证的指征为："一是脉弦不任重按或弦而无力，肝脉弦，无力乃阳气不足；二是出现肝病的症状，两胁胀痛，肝经所循行部位的胀痛，如胸闷、少腹痛、腿痛、冠心病心绞痛的心前区痛、寒热错杂、精神不振、懈怠无力、转筋、痉挛、头痛、吐利、胃脘痛、经行腹痛等，见一两症，又有脉弦无力，即可用乌梅丸加减治之。"

恽铁樵先生在《伤寒论研究》中说了一段振聋发聩的话："我辈于六经不了了，在最初时尚耿耿于心，稍久渐渐淡忘。及为人治病稍久，则不复措意。岂但不措意，亦竟忘其所以，自以为了解。偶值后辈问难，方且多为遁辞曲说，卒至人我皆堕五里雾中。此即所谓'良医不能以其术授人'也。此中情形，不可谓非自欺欺人！"——这段话堪称对当代中医学界的专家、学者们敲响的警钟。我认为，且不管李士懋教授的独立思考的结论和给出的使用指征是否完美，单就李老这种独立思考的精神和精细入微的结论，也足以成为中医学界的楷模！

而同样令我对李士懋教授肃然起敬的，则是他的"严谨磊落学风"。有不少中医名家凡论中医，必列举妙手回春治愈世界医学难题之神奇案例，给人感觉似乎离诺贝尔医学奖近在咫尺。而李士懋教授则屡屡在专著中提及自己"误治致死"的惨痛医案，反复提醒后学者"莫重蹈余之覆辙。前车之鉴，当谨记。"其学术之严谨、做人之磊落，堪称为师为范！李士懋教授把凝结自己的全部思考和临床经验的专著，笑称之为马后炮。他说："抚思从事中医五十年来，久治不愈或误治者屡屡，而'马后炮'之事却寥寥。""'马后炮'、'事后诸葛亮'，言事后方知，隐含贬义。吾等生性鲁钝，先知先觉自不敢企盼，多是在碰壁后仍觉茫然。倘偶能吃一堑长一智，落个马后炮，已是庆幸不已。"如此严谨的学风，正是当代中医学界值得弘扬和传承的。

什么是"李士懋现象"？

一言以蔽之："重点阐释临床盲区"、"独立思考中医病机"（含"病机和方证的使用指征"）、"为学做人严谨磊落"。这也构成了李士懋教授学术思想的三个巅峰。至于李士懋教授最为个性的特色"平脉辨证"倒可以一提而过：李老以脉诊为中心进行辨证论治，"平脉辨证，以脉解舌，以脉解症"，脉诊占全部诊断的比重高达 50% ～ 90%。

刘观涛

2011 年 7 月 4 日

目录

CONTENTS

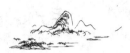

一、阳虚水泛（高血压）

【学员诊治】马某，女，38岁，赞皇县人。2010年9月3日初诊：颜面及双下肢浮肿（Ⅱ～Ⅲ），皮肤无变色及瘙痒一年余。于县级、市级医院检查，血尿常规、肝肾功能及心脏均无阳性发现。曾服利尿剂，仍肿，昼轻夜重，天凉则膝以下凉，便秘，五六日一解。高血压一年，最高180/120mmHg，现服盐酸贝那利，血压维持在140/80mmHg左右。

脉沉弦迟细拘无力。舌淡红，苔白。

证属：阳虚寒凝饮停。法宜：温阳散寒化饮。方宗：桂甘姜枣麻辛附汤合猪苓汤主之。

桂枝 12g	炙甘草 9g	生姜 7 片	干姜 7g
麻黄 7g	炮附子 12g	细辛 5g	猪苓 9g
云苓 15g	泽泻 15g	阿胶 10g	

【师傅批改】辨证正确，方药基本合于法度。

用桂甘姜枣麻辛附汤，改为去阿胶之滋腻，加葱白及辅汗三法，一改温阳之方而为发汗之剂，此遵仲景《金匮要略·水气病篇·第二十条》"水发其汗即已"之旨。

去阿胶，加白术 15g，葱白二茎。

3剂，水煎服。加辅汗三法，取汗。汗透，停后服。

【师傅诊治】2010年9月6日诊：药后已汗，右眼睑尚微肿，下肢肿（Ⅱ），头胀、膝下凉减轻，便三日解两次。

血压 138/90mmHg。

脉弦按之减，迟拘象已除。舌可。

脉之拘迟已除，且症亦有所减轻，但已汗不应再汗，遂去辅汗三法，一改而为温阳解寒凝之方。

仍予上方，去葱白，改麻黄 5g。

【学员诊治】上方曾加当归 15g，肉苁蓉 15g，共服 42 剂，面肿（－），下肢肿（±）。尚腰隐痛，头略晕，膝下凉。血压 138/90mmHg。

连服 42 剂，症状基本消除。继予上方 14 剂。

【师傅批改】上方改附子 15g。14 剂，水煎服。

按：此案有一系列问题可以讨论。

一脉：水肿原因甚多，此例为何而肿？

脉沉弦迟细拘而无力，故诊为阳虚阴凝而水泛。

沉主气：邪阻气血不能外达以鼓荡血脉，可脉沉，此为实，必沉取有力；阳气虚，无力鼓荡血脉而脉沉，此为虚，必沉取无力。

迟乃气血行迟而脉迟：邪阻而气血行迟者，脉当沉取有力；正虚无力鼓荡气血者脉亦迟，必沉取无力。

细乃气血不能充盈鼓荡于脉而脉细：邪阻气血不能充盈鼓荡而细者，当细而沉取有力；正虚无力充盈鼓荡而脉细者，必沉取无力。

弦乃阳中之阴脉，脉之条达悠扬，必气以煦之，血以濡之：倘邪阻气血不能温煦濡养，脉可弦；正虚无力温煦濡养者，脉亦可弦。二者一实一虚，以沉取有力无力别之。

脉拘者，虽无此脉名，然临证确可见到，其象似脉拘挛状。脉何以拘？乃寒气使然。寒主收引凝泣，气血亦随之收引凝泣，故脉拘。寒实者，脉拘有力；阳虚阴凝者，脉拘无力。

拘与紧如何区别？紧主寒，有左右弹指之感；拘亦主寒，然无左右弹指之感，唯拘挛收引之象。

本案脉沉弦迟细拘无力，故诊为阳虚阴凝水泛。

二、阳虚阴凝何以为肿？

阳虚气化不利，水饮泛溢而为肿。既然其本为阳虚，法当温阳以制水，故方用桂甘姜枣麻辛附汤。

此方原文为："气分，心下坚，大如盘，边如旋盘，水饮所作，桂甘姜枣麻辛附子汤主之。"方为："桂枝、生姜各三两，细辛三两，甘草、麻黄各二两，附子一枚，炮，大枣十二枚。上七味，以水七升，先煮麻黄去上沫，内诸药，煮取二升，分温三服，当汗出如虫行皮中即愈。"

本方与枳术汤所治相同，但病机不同。枳术汤乃气滞水结，而本方重在"大气一转，其气乃散。"大气者何，乃一身之阳也，犹"离照当空，阴霾自散"。其寒也，非外寒所客，乃阳虚而阴盛之寒。既为阳虚而阴寒内盛，并无客寒，故无外寒可散。而云"当汗出"者，亦非发汗法，乃扶阳后阳气通，津液行，阳加于阴不汗而汗之正汗，此即广义发汗法。

本方实为桂枝去芍药汤与麻黄附子细辛汤之合方。

桂枝去芍药汤，治"太阳病下之后，脉促胸满者。"促可作促急、迫急解，亦可作数中一止解；胸满者，乃下后心阳不振。

麻黄附子细辛汤可用于三种情况：一是太少两感，"少阴病始得之，反发热，脉沉者"。二是寒邪直入少阴，并无太阳表证，此时用麻黄附子细辛汤，附子温阳治本，细辛入肾启肾阳，引领麻黄入肾，散肾经之寒，有逆流挽舟之意。三是纯为肾阳虚衰而阴寒凝泣者，并无外寒，此时麻黄附子细辛汤亦可用之。此时虽用麻黄，但其义已变，非为发汗，而在解寒凝与激发鼓荡阳气。

桂甘姜枣麻辛附汤之作用，上可振奋手少阴心经之阳气，下可激发足少阴肾经之阳，非为发汗剂。经文明言"当汗出如虫行皮中"，余何言此非汗剂？理由有二：一是凡发汗剂，皆需遵桂枝汤之将息法，即连服、啜粥、温覆；即使麻黄汤之将息法，亦如桂枝汤，只不过因麻黄汤属实证，正气旺盛，不需啜粥，但也要多饮暖水。而且，葛根汤将息法曰："余如桂枝汤法将息及禁忌，余汤皆仿此。"余汤包括哪些？伤寒113方，是否皆仿此，姑且不论，但作为治疗外感的发汗剂，起码包括其中，皆应予辅汗三法。而桂甘姜枣麻辛附汤，并未言辅汗三法，可见其治疗目的不在发汗，而在于温振阳气。理由二，曰"汗出"之当字，以文义推敲，当汗出者，非必汗出，乃推断之词。虽非发汗剂，未必汗出，但温振阳气，阳复之后可不汗出，亦可"阳加于阴"而作汗，若见汗出，此不汗而汗之正汗，是阴阳调和的标志，属广义汗法。此与温病忌汗而最喜汗解，理出一辙。

二、脾胃弱而脘痞（食管贲门炎）

【学员诊治】王某，女，22岁，泊头市人。2010年9月24日初诊：食后胃堵9个月，空腹尚可，食后即胃堵，无疼痛呕恶，进凉食或硬食即泛酸、烧心、胃堵重，畏寒，膝软无力，腰时痛，立久则无力需蹲下，大便四五日一行。寐可，经调。于2010年9月11日胃镜示：食管贲门炎，慢性浅表性胃炎。服奥美拉唑、枸橼酸铋钾、六味安消片。

脉沉弦小徐无力而拘。舌嫩红齿痕，面色晦。

证属：脾胃虚弱，气血不足。方宗：黄芪建中汤合济川煎主之。

黄芪12g	白芍20g	桂枝12g	炙甘草6g
生姜7片	大枣5枚	当归20g	肉苁蓉20g
砂仁3g	陈皮9g		

14剂，水煎服。

【师傅批改】脉弦小徐无力而拘，如何平脉辨证呢？

弦为阳中之阴脉，阳煦不及脉则弦。

拘为寒，阳虚阴寒胜，寒主收引凝泣而脉拘，然拘且无力，故为阳虚。

小且无力，亦为阳虚。

徐者，脉率缓慢也，虽可四至，然失从容舒缓之象，故不以缓脉称，而以脉徐名之，该脉象属寒。

学员予黄芪建中汤合济川煎，大法尚可，但偏柔，故加吴茱萸之刚，温胃以纠其柔。

上方加吴茱萸5g。

【师傅诊治】 2010年10月8日诊：胃堵已轻，尚偶尔略堵，便已下，足冷。

脉弦细无力，舌同上。

二诊，学员未来，由吾诊治。药后症虽减，然脉细无力，此乃脾胃虚寒，改予六君子汤，加炮姜、吴茱萸以温胃，加肉桂、附子以补火生土。

证属：脾胃虚寒。方宗：六君子汤主之。

陈皮8g	半夏9g	木香5g	砂仁5g
党参12g	白术10g	茯苓15g	炙甘草6g
炮姜6g	吴茱萸6g		

2010年10月25日诊：上方共服14剂，症减未已，已不著，恙已大安。脉尚未复。继予上方14剂，加肉桂6g，炮附子12g，水煎服，以固疗效。

享士愚 **按**：此证兼有"便秘"一症。学员予黄芪建中合济川煎，则此便秘究属"脾虚不运"，还是"精血不足大肠失润"？就此案而言，二者兼而有之，因脉弱正虚，既有"脾胃虚"之痞满，又有腰痛膝软足寒之"肾虚"见证，学员以二方合用是正确的，且脾肾同治，亦相得益彰。

三、肝郁脾虚（肺不张）

【学员诊治】蒋某，女，62岁。2010年6月26日初诊：间断两乳及胁肋下部坠胀，右少腹有气上攻，食后嗳气如喷，头晕走路不稳，心前区偶刺痛，目干，视物模糊，晨口苦，手晨僵，下肢浮肿（＋）。查：右中叶肺不张。高血脂。血小板318。

脉弦缓滑。舌嫩红，苔白。

证：肝郁脾虚。法宜：健脾舒肝。方宗：逍遥散加味。

柴胡10g	白芍10g	当归15g	茯苓15g
白术12g	炙甘草10g	党参15g	桂枝12g
车前子10g	生姜3片	薄荷5g	

【师傅批改】该案症状虽多，以其脉弦缓滑，断为肝郁脾虚。

吾以脉定证，以脉解症、解舌。

胸胁坠胀，乃肝郁所致。

气上攻，嗳气如喷，乃土不制水，下焦厥气上逆。厥气上冲于胃则气上攻，嗳如喷，胸胀；厥气干于巅则头晕，走路不稳。

故予逍遥散加党参，成四君子汤，培土以制下；加桂枝以伐冲气。余更加干姜、附子，以制厥气上逆。

厥气既逆，不宜薄荷之辛凉透散，故去之。

上虚不能制下，俗皆指肺虚而言。但土虚不能制下，君火不明相火不位，亦皆属上虚不能制下者也。

上方去薄荷，加干姜 6g，炮附子 12g。

【师傅诊治】2010 年 9 月 2 日诊：上方共服 14 剂，胸胁坠胀、气上攻、嗳气等减轻，走路尚不稳，腿肿（±）。咳嗽少痰，咽痒。

脉沉滑右寸旺，舌嫩红。

再诊，脉转沉滑，且右寸旺，乃阳已复，故冲逆减。

沉主气，滑主痰，为痰郁气滞。

右寸旺者，乃已然化热且上熏，故右寸旺。

故转予黄连温胆汤，清热化痰行气。

证：痰蕴化热，上熏于肺。方宗：黄连温胆汤主之。

黄连 10g	陈皮 9g	半夏 10g	胆星 10g
菖蒲 9g	枳实 9g	瓜蒌 18g	竹茹 10g
天麻 15g			

2010 年 9 月 6 日诊：上方加减共服 28 剂，胸胁胀坠、嗳气、头晕、走路不稳、咳嗽已不著，尚有胸刺痛，右臂时痛。

脉缓滑，右寸已平，舌可。

三诊诸症已不著，唯胸尚偶刺痛。瘀血无定脉，此案并无典型瘀血之舌脉，而是依胸刺痛且脉滑，故诊为瘀血。（推想初诊时，即应加活血之品，乃考虑不周。）

（案中尚有一诊予乌梅丸加减，未述，乃因脉弦减，主肝阳馁弱而胸胁痛，服后脉已不显减象，改从膈下逐瘀汤治之。）

方改膈下逐瘀治之。

按：上虚不能制下，俗皆指肺虚而言。此言诚是，但土虚不能制下，君火不明相火之位，亦皆属上虚不能制下者也，非独肺也。

瘀血无定脉，这一见解是吾师董建华于统编教材《中医内科学》第四版中提出，该章为董老亲自撰写，我讲过内科学，故印象深刻。典型的瘀血脉当涩，或沉、迟、细、小、结；然不典型者，则脉并不涩，且滑亦主瘀血。如《金匮要略·水气病篇》："沉滑相搏，血结胞门"，即言血结致滑。

四、气虚于上，阴盛于下

【学员诊治】马某，女，42岁。2010年9月6日初诊：半月前药流一次。带下量多色黄已2年，伴腰酸困，下腹部不适，不能穿凉鞋、拖鞋。心烦，脚部搓热后心烦减轻。余尚可。

脉：弦细数，右减。舌嫩红，齿痕，苔略黑。

证：脾虚，肝火内郁。

党参 12g	苍白术各 9g	黄芪 10g	茯苓 15g
陈皮 9g	山药 10g	苡米 30g	砂仁 5g
白芍 9g	柴胡 9g	黄芩 9g	胆草 6g

【师傅批改】脉弦，沉取阳减阴弦。苔薄腻滑。

初诊学员诊为"脉弦细数右减"，所以断为肝火内郁而脾虚，予健脾除湿加泻肝之品。

但吾诊其"脉弦，沉取阳减阴弦"。脉以沉候为准，因沉为本，沉为根。

阳减，即阳虚于上；阴弦，即阴盛于下，故断为脾虚，阴盛于下。

方取六君子汤健脾化湿，且培土以制水；真武暖下元以制水，水湿化，带自消。

证属：脾虚，下焦阴盛。法宜：益气温阳。方宗：六君子汤合真武汤。

党参 12g   茯苓 15g   苍白术各 12g   山药 15g

陈皮 7g　半夏 9g　　柴胡 8g　　桂枝 10g

益智仁 12g　炮附子 15g　干姜 6g

【学员诊治】2010 年 10 月 8 日诊：上方服第二剂，阴道出血，色暗有血块，量较多，上方曾加阿胶、当归、棕榈炭等，共服 42 剂，带已少，腰困亦轻。尚有气短，喜太息，寐欠安，脉弦细寸减。

上方 7 剂，继服。

【师傅批改】另配面药以扶本。

红参、鹿茸、紫何车、灵芝粉各 30g，共为细面，分 60 次冲服，日 2 次。

终用人参、鹿茸等，补肾以治本，固流产所伤之冲任也。

按：吾辨证论治的特点之一，是在望闻问的基础上，以脉定证，即平脉辨证。吾虽以脉定证，并非舍弃望闻问三诊独取于脉，而是在三诊基础上，尽可能掌握有关疾病的信息后，再诊脉以定证。

既然吾以脉为重，那么学员辨证有误，多因脉诊不准而错。初诊学员诊为脉弦细数右减，所以断为肝火内郁而脾虚，予健脾除湿加泻肝之品。但吾诊其脉弦，沉取阳减阴弦。脉以沉候为准，因沉为本，沉为根。阳减，即阳虚于上；阴弦，即阴盛于下，故断为脾虚，阴盛于下。

此脉于《金匮要略·胸痹篇》中已有精辟论述："师曰：夫脉当取太过与不及。阳微阴弦，即胸痹而痛，所以然者，责其极虚也。今阳虚知在上焦，所以胸痹心痛者，以其阴弦故也。"

此真不愧为经典也，寓意深邃。

"脉当取太过与不及"，区区八个字，道出了诊脉大纲、大法。如何诊脉？首先当辨其太过与不及，太过者实也，不及者虚也。在这一经旨的指导下，形成了我辨证的另一特点，就是首分虚实。《内经》云："百病之生，皆有虚实。""其虚实也，以寸口知之。"景岳据经旨而阐述得更加清晰，曰："千病万病不外虚实，治病之法无逾攻补。欲察虚实，无逾脉息。"又云："虚实之要，莫逃乎脉。"

如何据脉以分虚实？《医宗金鉴》云："三因百病之脉，不论阴阳浮沉迟数滑涩大小，凡有力皆为实，无力皆为虚。"《医家四要》云："浮沉迟数各有虚实，无力为虚，有力为实。"诸家所言诚是，但我补充一点是，有力无力以沉候为准，以沉为根，沉为本。如革脉，浮取如鼓皮，肯定有力，但沉取则虚，故革为虚脉，而不以浮取有力作实看。脉诊纷纭繁杂，而仲景区区八字揭示了诊脉之纲要，伟哉！大哉！

"胸痹而痛"，胸痹是病名，是以病机命名的病名，痹者闭也，胸中气机不通。其描述的唯一症状就是胸痛。皆知胸痛的原因甚多，而本条之胸痛因何而作？病机为何？仲景云："阳微阴弦，故胸痹而痛。"阳微阴弦反映什么证？阳脉微，乃上焦阳虚；阴脉弦，弦为阳中之阴脉，弦则为减，弦则为寒，阳虚阴盛，温煦不及而脉弦。下焦阴寒上逆，窃踞阳位，痹阻胸阳，致胸痹而痛。这就是以脉定证，以脉解症，平脉辨证的典型案例，这就是仲景的辨证方法。如今对如何辨证众说纷纭，人人都在创新，于是新说层出不穷，良莠难分。如何办？是仲景创立了辨证论治体系，我们当然要溯本求源，认真深入地领悟仲景辨证的思辨方法，舍此皆为歧途。

本案亦是阳减阴弦之脉。所谓减者，乃介于常脉与弱脉、微脉之间，虽虚未甚，尚未至微者，称之为减，此与仲景所云之阳微意同。阴弦，即下焦阴寒盛，所以本案之证断为气虚于上，阴盛于下。

病机已明，如何解其舌症呢？

脾虚湿气下流而为带。

何以色黄？吾不以颜色定病机，如吐黄痰，未必属肺热，若以脾色黄，黄带为脾之色外现，似多牵强，当以脉断。

腰酸困，小腹不舒，足下怕凉，亦脾肾虚所致。

心烦者，固火热可烦，然阳虚而烦者并不鲜见。心主神，凡邪扰于心或正虚心失所养皆可烦，非独火热也。

搓足后经脉暂通，气血得行，心烦亦减。

舌嫩红齿痕，亦主虚。

以脉定证，且在中医理论指导下，诸症皆可依此病机得到合理解释。那么这个病就基本上看明白了，此即明医的应有素质，吾毕生以求索。

证既明，接下来就是论治的问题了。论治，包括治则、治法、方药、将息法等，哪个环节出错，都可能功亏一篑。

五、痰阻气滞（肝癌）

【学员诊治】唐某，男，74岁，宁晋县人。2010年11月22日初诊：心下不舒月余，食凉及硬物加重则疼痛，蜷身而坐则缓，纳呆食少，气自脐下上攻，向左胁窜，便两三日一行。查：肝内多个大小不等之结节，最大1.4cm×1.5cm，考虑肝占位病变，转移瘤。

脉弦滑。舌略暗红，苔白。

证属：痰阻气滞。方宗：黄连温胆汤加减。

黄连 8g	半夏 12g	瓜蒌 15g	枳实 10g
竹茹 10g	云苓 12g	陈皮 6g	香附 10g
赤芍 12g	内金 10g	焦三仙各 10g	

【师傅批改】脉弦减。舌嫩红。唇暗。

其脉弦而减，弦主肝，减为正气虚馁，故诊为肝阳虚馁。

心下不舒或痛，纳呆食少，为木不疏土。

八脉皆附隶于肝肾，肝虚则冲气上逆而气上窜，引发胁痛。

予乌梅丸，附、姜、桂、辛、椒五味辛热之药温肝；乌梅、当归补肝体而益肝用，人参益肝气。何以用连柏？因肝内寄相火，肝弱相火亦郁而化热，遂成寒热错杂之证，连柏泻其郁热，与五味辛热药相伍，则调其寒热。

证属：肝阳馁弱，肝失疏泄。方宗：乌梅丸加减。

| 乌梅 8g | 桂枝 10g | 炮附子 12g | 干姜 6g |
| 川椒 6g | 细辛 6g | 当归 12g | 党参 12g |

黄连 6g　桃仁 10g　郁金 9g　元胡 10g　内金 12g

7 剂，水煎服。

【学员诊治】服至 5 剂，胃痛未作，且便已下，但仍脐下有气向左胁窜之感，左下腹不适，纳呆食少，便已不干。脉弦减。

上方加柴胡 5g，生芪 12g。

【师傅批改】去柴胡、生芪，改桂枝 15g，7 剂，水煎服。

该患者初诊服乌梅丸后，胃竟未痛，起码见点小效，因未连续治疗，后情不得而知。

按：吾诊为"肝阳馁弱，肝失疏泄"，学员何以诊为"痰阻气滞"？

盖因脉诊不同，学员诊为"脉弦滑"，弦主郁，滑主痰，属实证，故予黄连温胆汤主之。而我诊得的脉象为"弦而减"，减为虚。

由于脉诊不同，导致虚实判断相悖，其治亦有别。

究竟谁对？最终评判者是病人，药后得见小效（服乌梅丸后，胃竟未痛），说明论治尚无大谬。

吾行医前 30 年，偶有癌症患者来诊，当时总是想用什么办法把癌肿消下去，就千方百计搜寻秘方、验方、偏方等，用之无见效者。其他如半枝莲、白花舌蛇草、黄药子、守宫、蟾皮等对治癌有效，然亦未见其效。我同学李岩，自毕业后即从事肿瘤临床，我向其讨教，他说主要是顾护正气。我现在年龄已奔八旬，自是满头白发，被日月推至老中医的行列中。有些癌症病人手术、放化疗后，想用中药继续治疗，一般都愿找个老中医看看，我亦在此列，于是找来的病人渐多。我现在的思路是不考虑癌肿的问题，就是辨证论治，方无定方，法无定法，倒也有些见效，甚至肿瘤消退，益感中医辨证论治的巨大价值。本案虽未确诊肿瘤，但可能性较大，我不管确诊与否，就按中医辨证论治来治。

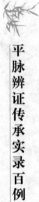

平脉辨证传承实录百例

六、肝肾虚且痛

【学员诊治】赵某，女，44岁，宁晋人。2010年3月29日初诊：左目整日憋胀疼痛，已一年余，牵引左头痛，干哕欲吐，视物黑蚊飞舞，自觉口秒。食、寐、经可，夜尿3次/夜。

脉沉细数减，舌红少苔。

证属：肝肾阴阳两虚。法宜：补益肝肾。方宗：四物汤合吴茱萸汤主之。

> 当归 12g　　川芎 10g　　大枣 5 枚　　二地各 12g
> 吴茱萸 7g　　生姜 7 片　　白芍 10g　　党参 12g

【师傅批改】经云："肝受血而能视。"

本案脉细乃肝血不足，减乃肝气亦虚。

脉细无力而数者，此数从虚不以热看，愈虚愈数，愈数愈虚。

肝血不足，目失濡养，目系急而胀痛，黑蚊飞舞。

肝血虚则肝用不及，土失疏泄而胃气逆，致干哕欲呕。

方以四物汤养肝血，补肝体而益肝用。

加党参益肝气，吴茱萸温肝阳；余更加白芍、山茱萸，益肝阴以明目。

学员上方改白芍 18g，加山茱萸 18g、炙甘草 9g。

【学员诊治】2010 年 7 月 12 日诊：上方曾加沙苑子、枸杞子等，共服 77 剂，除视物欠清晰外，他症均除，脉滑略小无力。

坚持服用，阴血渐充而症除。症虽除，然脉未复，乃未痊愈，故嘱其继服杞菊地黄丸，以固其本。

精血尚不足。宗杞菊地黄丸主之，14 剂，以固疗效。

按： 中医判断疾病转归、疗效标准，很重要的一条就是脉象。脉贵和缓，脉从容和缓，是有神、有根的表现。有些病人症已除而脉未复，或太过或不及，尚不能言其痊愈。若症虽未已，而脉已和缓，料无大碍。有人说中医缺乏标准，非也，倘无标准，何以辨证论治，何以成方圆？只不过中医标准有别于西医，或隐或显，需发掘提炼而已。

七、痰热气滞（高血压）

【学员诊治】王某，男，48岁。2010年10月25日初诊：一过性头晕欲冒半年，加重一周。欲冒瞬间闪现往事，随即头紧如箍、鼻酸，持续数秒，近一周每天出现1～3次，下午精神差，寐则多梦，偶胸闷。高血压，最高180/110mmHg，服降压0号，刻下血压140/90mmHg。

脉沉弦滑数，舌淡暗。

证属：痰热气滞。法宜：清热化痰行气。方宗：黄连温胆汤加减。

黄连10g	陈皮8g	半夏10g	茯苓15g
竹茹10g	枳壳10g	胆星10g	天竺黄10g
白芥子7g	蔓荆子9g	竹叶10g	泽泻12g
蒲黄12g			

7剂，水煎服。

【师傅批改】因脉沉弦滑数，沉弦主郁，滑数为痰热，故诊为痰热气滞。

沉而数，属郁热，乃痰热互结使然。

郁热不得外达，则上攻于巅而头晕欲冒，内窜扰心而神不宁，往事易于浮现，阻滞胸中气机而胸闷。

郁热法当清透，故学员方（黄连温胆汤加减）中应改为：去黄连、白芥子、蒲黄，加栀子豉汤、连翘、菖蒲。

黄连虽亦清心泻火，然苦寒沉降，无透达郁热之功。

栀子豉汤乃辛开苦降之剂，辛以开郁，苦以降泄，清泄三焦之郁火。

连翘散心经之热结，使热达于外。

加菖蒲者，化痰宽胸开心窍，利其郁热之透达。

而白芥子性温，郁热者不宜，故去之。

上方加栀子 12g、豆豉 12g、连翘 15g、菖蒲 9g，去白芥子、黄连、蒲黄。

【师傅诊治】2010 年 11 月 1 日诊：欲冒未作，脉沉弦滑数，舌淡暗齿痕。

因脉弦，头晕、血压高，此弦亦主肝风，乃痰热生风，故加天麻、全虫、蜈蚣息风之品以息肝风。

上方加天麻 15g、全虫 10g、蜈蚣 15 条。7 剂，水煎服，嘱停服西药。

【学员诊治】2010 年 11 月 22 日诊：上方共服 21 剂，降压药已停，诸症未作，血压 138/90mmHg。上方继服 7 剂。

八、阴虚阳动，痰热内蕴（肺癌）

【学员诊治】杨某，男，78岁，沧州市人。2010年10月11日初诊：胸闷气短，不能平卧，走路加重。昨晚心中难受，出虚汗。纳尚可，手微抖，近日寐差，溲频，便不成形。2010年9月CT示：肺腺癌，已扩散到胸肺，肺积液。肺气肿30年。高血压，药控，刻下150/70mmHg。

脉弦滑数，舌红无苔。

证属：痰热蕴肺。方用黄连温胆汤加减。

陈皮10g	茯苓15g	半夏12g	竹茹12g
天竺黄10g	浙贝12g	葶苈子7g	黄芩10g
瓜蒌15g	枳实10g	杏仁10g	白芥子10g
泽泻10g			

【师傅批改】脉弦滑数促而涌盛，舌绛裂无苔。

本案脉弦滑数，乃痰热气滞。

脉涌盛，且舌绛裂无苔，阴虚阳动。

故予白虎清热，瓜蒌、贝母、竹茹、葶苈以祛痰。

何以不用黄连、黄芩，而用石膏、知母清热？因其脉除滑数之外，尚有涌盛之感，此脉与洪脉相类，乃无形之热旺于气分，故予石膏、知母清之。观景岳之玉女煎，治阴虚而气分热盛者，亦用石膏、知母清之；而芩连亦清热泻火，但用于实火。本案为气分无形热盛，二者有别。且石膏、知母寒而生津，宜于无形热盛津亏、阴液不足者；芩连苦寒而能燥湿，适于实热而兼湿者，本案阴虚非其所宜。

有痰，何以不用二陈、白芥子？此皆温燥之品，宜于湿痰，而不宜于阴虚之燥痰，故从学员所开处方中删之。

本案除脉弦滑数"痰热气滞"这一病机之外，尚有脉涌盛，且舌绛裂无苔，"阴虚阳动"这一病机。

两个病机并存，而且两个病机又无主次之分，治疗就需两相兼顾，而且又要相得益彰，不能相互掣碍。

三甲咸寒之品，既能清热养阴，平肝潜阳，又能软坚化痰，与燥痰相宜；芍、地、丹、味等，既养阴清热，又敛其浮动之阳，对阴虚热盛者相辅为用，并行不悖。

证属：痰热内蕴兼阴虚阳动。法宜：清热化痰，滋阴潜阳。

石膏 25g	知母 6g	瓜蒌 15g	竹茹 10g
大贝 12g	葶苈子 12g	五味子 6g	丹参 18g
生龟板 25g	生鳖甲 25g	生龙牡各 25g	
生白芍 15g	干地黄 15g	山萸萸 15g	丹皮 12g

【学员诊治】2010 年 10 月 18 日诊：上方共服 7 剂，精神、睡眠好转，未出现明显心悸汗出，晨起咳痰减轻，已可平卧。仍活动后胸闷气短，背觉沉。血压 135/70mmHg。

上方加薤白 10g、石菖蒲 10g。

【师傅批改】脉弦数而劲，涌势已平。舌红裂少苔。

涌势见平，然脉转弦劲，乃肝风又萌，皆缘水亏而肝木失涵所致。

肝风萌当养阴息风，因前方已有滋潜之品，肺热则金囚，木失制而亢，加泻白散，取佐金平木之意。加黄芩清肺热，加桑皮、地骨皮泻肺气。

证：痰热未靖，水亏未复，肝风内旋。继予清热化痰，滋阴潜阳，合以佐金平木。

上方加黄芩10g、炙桑白皮12g、地骨皮12g，水煎服，14剂。

犀黄丸三盒，每服3粒，日2次。

2010年11月8日诊：早5点尚有一阵心中难受，他症皆减。脉弦滑数，劲、涌之势已减，未促。舌红干裂少苔。

上方继服14剂。虽未再诊，难言癌症如何，但起码症状缓解，亦可减轻点痛苦。

按：已知确诊为肺癌转移，对中医认识疾病和判断预后都有极大的参考价值，但吾在辨证论治中，则不为西医诊断所囿，严格遵从中医的辨证论治体系。所以我治癌症，既没有什么经验方，也没有固定的套路，而是方无定方，法无定法。如此说来，我治癌症就没客观规律可循吗？那倒不是，亦有规律可循，这个客观规律，就是中医的辨证论治，当祛邪则祛邪，当扶正则扶正，不论祛邪扶正，皆着眼于人体正气。

对单一病机的病证，辨证论治尚易，而对复合病机，两个以上或三个、四个病机并存者，辨证论治皆难。仲景大部分方子皆为升降互用，寒热兼施，补泻并举，敛散相兼之方。即使尽人皆知之桂枝汤，亦桂枝甘草辛甘化阳，芍药甘草酸甘化阴，散中有收，泻中有补，奥妙无穷。若把单一病机的奇方比作下里巴人，而复合病机之偶方则为阳春白雪，天籁之音。欲登天堂，非仲景之梯莫属，仲景之学万岁。

九、脾不统血（过敏性紫癜）

【学员诊治】孙某，女，23岁。2010年10月1日初诊：患过敏性紫癜一年余，时轻时重，走路稍多即紫癜加重，近两个月反复4次。今年6月因感冒，紫癜突然加重而住院。检查时血沉45mm/h，其余均正常。服芦丁、抗过敏药及清热解毒中药未效。食、寐、二便可。

脉沉弦无力。舌稍红，苔薄白。

证属：气虚湿阻，不能固摄。

党参12g	生芪12g	云苓15g	白术10g
炙甘草6g	紫草15g	地榆10g	白茅根15g
丹皮10g	泽泻10g	桃仁10g	防风7g

【师傅批改】学员断为"气虚湿阻"，脉弦无力，诊为气虚尚可，可是湿阻见证何在？并无支持湿阻的证据，故诊为湿阻不确。

方中一半益气健脾，符合气虚的诊断，但又加入多味凉血散血之品，与证不合，所以该诊理法方药不能相贯，辨治差。

方证不相应，既然断为气虚不摄，以四君子汤加黄芪，益气健脾是正确的，但方中掺入紫草、地榆、白茅根、丹皮、桃仁等乃凉血散血之品，宜于热入血分迫血妄行者，故方证不相应。

吾诊其脉为沉细数无力。

乃气血两虚，脾不统血而发紫癜，方宗归脾汤主之。

平脉辨证传承实录百例

24

生芪 12g　　党参 12g　　云苓 15g　　白术 10g

当归 12g　　炙甘草 7g　　元肉 12g　　干地黄 12g

【学员诊治】2010 年 11 月 22 日诊：上方共服 21 剂，症
减，紫癜已少。近日发热后出现腹胀，食后甚，舌尖痛。
脉弦。舌红苔少。

上方加柴胡 9g、黄芩 9g、生麦芽 12g。7 剂，水煎服。

李士懋

按： 何以本为"脾虚不能摄血"之证，学生反加入多
味凉血散血之品？概因思维定式作怪，对斑疹治疗形成僵死、
固定的套路，仿佛只要出现斑疹就应凉血散血，不能灵活辨证，
以致如此。

辩证法的灵魂是具体问题具体分析，中医辨证论治的灵魂
也是具体病人具体分析，方无定方，法无定法。一切都是通过
具体分析、辨证来得出结论。可是这种僵死套路者比比皆是，
以致严重影响后学者。欲真正掌握辨证论治的精髓，别无他法，
唯一的道路就是深入领悟仲景是怎么辨证的，这才是中医的
真经。

十、嗜睡（脑出血后遗症）

【学员诊治】白某，男，61岁。2010年11月27日初诊：倦怠嗜睡，每日睡11小时左右，仍觉困倦，已一年半。有时头晕、右耳听力减退，小腿麻，尿频，夜尿4～6次，便干，余尚可。一年半前脑出血，接受引流术。高血压药控。前列腺增生。

脉沉弦迟减，舌可。证、法、方未写。

炮附子9g	干姜7g	茯苓15g	白术10g
泽泻20g	白芍12g	炙甘草6g	天麻15g

【师傅批改】脉沉弦迟减，舌可。

师傅与学员脉诊一致，沉迟无力乃阳虚之阴脉，故证为阳虚阴盛。

学员取真武汤加泽泻20g，重在温阳利水。

余诊为：脉迟无力，阳虚无疑。

脉沉弦，沉主气，弦主郁，皆气滞不得畅达之脉。气何以滞泣？阳虚者，阴寒盛，此内寒也。内寒亦可收引凝泣，气机收敛则脉沉弦，故以辛温汗法解其寒凝。

余用桂甘姜枣麻辛附汤，着眼于温振阳气，转一身之大气，发越阳气解寒凝。

证属：阳虚，阴寒凝泣。法宜：温阳散寒凝。方宗：桂甘姜枣麻辛附汤主之。

炮附子15g	干姜8g	桂枝12g	麻黄8g

　　　　细辛7g　　炙甘草9g　　红参12g　　大枣7枚

　　7剂，水煎服。加辅汗三法，取汗。汗透后，改一日1剂。

【师傅诊治】 2010年12月4日诊：药后已汗，周身轻松，腿麻减半，头已不晕，次日又差。尚困、尿多、耳背。脉弦迟减，寸弱尺弦。舌可。

　　上方加茯苓15g、白术10g。

【学员诊治】 上方共服7剂，困倦已轻，每日睡8小时已足，头未晕，腿麻减，夜尿6次。便尚干，余尚可。

　　上方改麻黄5g，加当归15g、肉苁蓉18g。7剂，水煎服。

李士懋

　　按： 余用桂甘姜枣麻辛附汤，着眼于温振阳气，转一身之大气。《金匮要略·水气病篇》云："大气一转，其气乃散"。大气者，乃一身之阳气也，所散之气乃阴气也，阴霾也，此即离照当空，阴霾自散。大气转犹离照当空，红日高照，乾坤朗朗。阳气者，精则养神，阳衰则但欲寐，嗜睡困倦。阳气昌则思维敏捷，肢体矫健，耳目聪慧，生机盎然。

　　振奋阳气，何以用汗法？皆知汗法解在表之寒，此仅汗法功用之一斑。此案纯属阳虚的虚证，并无外寒所客，此处用汗法在于发越阳气解寒凝。脉迟无力，阳虚无疑，然寒凝何在？脉沉弦，沉主气，弦主郁，皆气滞不得畅达之脉。气何以滞泣？阳虚者，阴寒盛，此内寒也。内寒亦可收引凝泣，气机收敛则脉沉弦，故以辛温汗法解其寒凝。

　　何以为汗？经云："阳加于阴谓之汗。"阳气盛且能通达，方能蒸腾阴液而为汗。阳气虚，本方用附子补肾阳，干姜温脾阳，桂枝振心阳，红参补十二经之元气，在补阳的基础上用麻黄、细辛，则不虑其亡阳。麻黄发越阳气，细辛启肾阳，鼓舞阳气之升降出入，周身敷布，方能阳加于阴而汗出。

阳之敷布是一复杂过程。《灵枢·本藏》曰："肾合三焦膀胱，三焦膀胱者，腠理毫毛其应。"肾乃元阳所居，肾之气化，膀胱才能水精四布五经并行；肾中阳气通过三焦、腠理敷布于全身，直达于毫毛。河间称为玄府者，"谓气液出行之气道纹理也。玄府者，无物不有，人之脏腑、皮毛、肌肉、筋膜、骨髓、爪牙，至于世之万物，尽皆有之，乃气出入升降之道路门户也。"这一玄府通达，气得升降出入，自可阳加于阴。温阳发汗，自可使阳气周布，寒凝自解，故本案以汗法治之，目的不在于散寒，而在于通阳，此与白通汤、通脉四逆汤用葱以通阳理出一辙。

辅汗三法者，即桂枝汤将息法中之连服、啜粥、温服三法，既助汗，又护正，还可调节汗量。不用此三法，即使用辛散之品，也未必汗出。

汗之周身舒坦，乃阳气通也。阳气昌，精神振，嗜睡倦怠渐除。

十一、土虚火衰

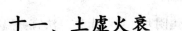

【学员诊治】刘某，女，54 岁，保定市人。2010 年 10 月 25 日初诊：纳呆三年，加重五个月，每日进食不足一两，食后腹胀、腹热，饮食难以消化，嗳气频繁，便秘，必服通便灵、肠清茶方解。下肢凉，余尚可。

脉弦数。舌淡红，少苔。

证属：肝火犯胃，胃失和降。

代赭石 15g	旋覆花 10g	半夏 10g	柴胡 7g
黄芩 10g	龙胆草 6g	枳实 10g	白芍 10g
香附 12g	苏子 12g	瓜蒌 15g	焦三仙各 10g

【师傅批改】右脉弦数减，尺弱；左脉弦无力，关浮虚，尺弱。舌淡，齿痕，苔白。

学员诊得脉弦数，且胃热、便干，故诊为"肝火犯胃"，予龙胆泻肝汤泄之。

吾诊其脉，虽弦数然按之减，且尺不足，故诊为"土虚火衰，厥气上逆"。

何以腹中热？乃土虚不能制下而阴火上冲。

何以左关浮？亦阴火上冲，引动肝中相火所致。

何以便秘？阳气不运而便秘。

何以嗳气？厥气上逆则嗳气。

何以不食、食不化？土无火也，犹釜下无火，锅中之米焉能熟。

诸症皆可以脉解，则温补之当无虞。予真武汤合苓桂术甘汤，健脾补火降冲逆。

证属：下焦阴寒，厥气上逆。法宜：温补下元，培土以制厥气上逆。方宗：真武汤合苓桂术甘汤主之。

炮附子 15g　　茯苓 15g　　白术 10g　　白芍 15g

桂枝 15g　　　炙甘草 9g

【师傅诊治】2010 年 11 月 19 日诊：上方曾加生硫黄等，共服 25 剂，诸症皆减，食增。脉弦尺略差。

脉弦尺略差，命火未充。宗逍遥散佐温补命火之品。

柴胡 9g　　当归 12g　　白芍 12g　　茯苓 15g

白术 10g　　党参 12g　　炙甘草 6g　　肉桂 5g

木香 5g　　公英 30g

2011 年 1 月 10 日诊：上方加减，共服 35 剂，期间因吃牛肉面病情一度反复。坚持治疗，除偶嗳气外，他症均除，脉弦缓略减，舌淡红。上方继服 14 剂，停药。

按：初诊学员泻肝火，吾予真武汤主之。何以寒热虚实相差悬殊？皆因脉诊不同。孰是孰非？迭服 25 剂，症大减且食增，看来温补为是。

病家言胃热者，未必胃中真有热，虚火浮动亦可热；病家言胃中寒者，未必真有寒，火热郁闭，阳不外达者亦可寒，其自述之寒热性质当以脉断。弦数有力为实热，弦数无力者乃虚寒，此即以脉定证。

十二、小便不利（前列腺增生）

【学员诊治】韩某，男，66岁。2011年1月20日初诊：排尿困难，尿细，轻微尿痛一年。伴腰痛，偶头晕，睡眠欠佳，睡时胸前出汗，余尚可。B超：前列腺增生，39 mm×48 mm×33mm。

脉弦缓滑，左减。舌稍暗，苔白。

证属：脾虚湿阻，清阳不升，浊阴不降。法宜：健脾化湿，升发清阳。方宗：补中益气汤加减。

生黄芪12g　党参12g　茯苓15g　白术10g
升麻5g　柴胡6g　泽泻15g　黄芩9g
桂枝9g　栀子9g　生甘草6g

【师傅批改】脉徐缓，阳弱阴弦。舌可，苔白。

余以阳弱阴弦，诊为阳虚气化不利。

证属：阳虚于上，阴寒上乘阳位。法宜：温阳，解寒凝。方宗：桂甘姜枣麻辛附汤主之。

麻黄8g　杏仁10g　桂枝12g　细辛7g
炮附子15g　炙甘草7g

【学员诊治】2011年1月7日诊：上方4剂，药后口干，失眠，每天睡约四小时，仍排尿不畅，尿细、尿痛，食可，便秘。

脉弦略数。舌略红，苔白少。

柴胡9g　胆草6g　栀子7g　黄芩7g
车前子12g　生地12g　当归12g　泽泻15g
木通7g　甘草6g

【师傅批改】脉迟无力寸弱，舌可。

脉迟无力寸弱，余意仍当温阳，然又有上诊药热的前车之鉴，故改温补之，取学员一诊之方，健脾益气升清，补上窍而通下窍。《金匮要略·肺痿》曰："必遗尿，小便数，所以然者，以上虚不能制下故也。"上虚下窍不利，可为遗尿小便数，亦可为下窍不开而小便难。正如脾虚可下利，亦可便难同理。故本案用补中益气汤，补上窍，开下窍。

证属：上虚，下窍不通。宗补中益气汤主之。

生芪 15g	党参 15g	白术 9g	茯苓 15g
当归 12g	桂枝 10g	柴胡 8g	升麻 6g

7 剂，水煎服。

【学员诊治】2011 年 1 月 14 日诊：药后排尿不畅及尿痛均减轻，寐已可。上方继服 7 剂。

李士懋 **按：**一诊学员看得对，虽方药尚有可斟酌之处，仅微瑕而已。余以阳弱阴弦，诊为阳虚气化不利，予桂甘姜枣麻辛附汤，药后口干不寐，恐药偏热。

二诊学员可能接受我上方偏热的教训，一改而为龙胆泻肝汤清泄火热。毕竟脉迟无力寸弱，余意仍当温阳，然又有上诊药热的前车之鉴，故改温补之，取学员一诊之方，健脾益气升清，补上窍而通下窍。药后竟效。

随我共同临床的学员，都有二十年上下的资质，皆为各医院的主任、骨干，我治后疗效不佳，而改从学员意见者不乏其例。尤其关于西医的检查、用药，我常向各学员询问、请教，此教学相长也。

十三、火热亢盛（冠心病）

【学员诊治】仲某，男，74岁。2010年12月20日初诊：冠心病史7～8年，加重8个月。稍活动辄胸闷、气短、胸痛，休息或含服速效救心丸3～5分钟可缓解。曾于省、市医院多次住院，均诊为不稳定心绞痛、高血压病，心衰。近半年双下肢中度水肿，食、眠可，二便调。血压一般在160～170/55～70mmHg，即刻130/50mmHg，服六种西药。

脉弦滑数大。舌稍红，少苔。唇暗。

脉滑数且大，乃热势盛也。

火热上迫而胸闷、气短、胸痛；肺失通调而为肿。

证属：火热亢盛。法宜：清热泻火。方宗：清瘟败毒饮主之。

生石膏20g	知母6g	黄芩9g	黄连9g
栀子12g	大黄5g	赤芍12g	丹皮12g
水牛角30g	连翘15g	生地18g	

【师傅诊治】2011年1月14日诊：上方加减共服18剂，胸痛憋气较前减轻，无头晕，下肢轻微浮肿。脉弦大涌动，舌红少苔。

"脉大而涌动"，来盛去已见衰。何以去衰？乃热盛阴伤，阴不制阳，阳浮动而涌。

火热稍挫而未清，更增阴不制阳而阳浮动为涌，故清热泻火与滋阴潜阳并用，取清瘟败毒与三甲复脉加减。

证属：热盛阴虚，阳气浮动。法当：清热滋阴潜阳。方宗：清瘟败毒合三甲复脉加减。

生龙牡各 30g　　生鳖甲 30g　　生龟板 30g　　怀牛膝 15g

干地黄 15g　　　生白芍 15g　　麦冬 15g　　　山茱萸 15g

五味子 6g　　　　生石膏 20g　　知母 6g　　　　生甘草 9g

丹皮 12g　　　　　赤芍 12g

按：清瘟败毒饮本为治瘟疫斑疹之方，用于治冠心病火热盛者，只要脉洪大而盛者即可用之，待热挫再观其脉证，知犯何逆，随证治之。

二诊"脉大而涌动"，与一诊之"滑数且大"有何差异？

滑数大者，来去皆盛大有力；大而涌者，来盛去已见衰。何以去衰？乃热盛阴伤，阴不制阳，阳浮动而涌。宜以三甲复脉滋阴潜阳。

十四、肝虚（返流性食管炎、慢性胃炎）

【学员诊治】申某，男，55岁，沧州泊头市人。2010年11月26日初诊：四年前出现烧心，饮热水则胃灼热，腹胀痛，便黏不爽。胃镜：返流性食管炎，慢性胃炎，肠化腺体形成。十二指肠球部炎。HP（++）。

脉沉弦迟。舌淡红，苔白。

证属：脾胃虚寒。方宗：半夏泻心汤主之。

半夏12g　　党参12g　　黄连8g　　干姜10g

茯苓15g　　炙甘草8g　　大枣5枚

【师傅批改】脉沉弦迟，左脉减。

脉沉迟，阳虚而寒；弦主肝，为减且寒，故诊为肝虚。

木不疏土，胃失和降而胀痛。

肝阳虚馁，肝之相火内郁而热，遂寒热错杂而烧心。

本案脉沉弦迟，乃"以寒为主"，而非湿热壅遏"以热为主"者，故乌梅丸较半夏泻心为长。

证属：肝虚，寒热错杂。方宗：乌梅丸主之。

乌梅9g　　炮附子12g　　干姜8g　　川椒5g

细辛6g　　桂枝10g　　当归12g　　党参12g

柴胡9g　　黄连10g　　公英30g

2010年12月27日诊：上方共服14剂，已无不适，唯食凉胃不舒。脉弦缓滑，舌淡红。继予上方14剂。

按：半夏泻心治心下痞，乌梅丸治厥阴阳虚热郁，二方皆寒热并用，何以学员用半夏泻心，而余用乌梅丸？

痞乃阴阳不交所致。阴阳相交谓之泰，阴阳不交谓之否。脾居于中，升清降浊，斡旋一身之气机。若脾虚则升降失司，阳不降，积于上而为热；阴不升，积于下而为寒。阴阳不交，上热下寒，遂成痞证，心下痞满，呕而肠鸣。方以人参健脾为君，辅以草枣益中气；芩连清在上之热，干姜温在下之寒，半夏交通阴阳。升降枢机复，阴阳交而痞自除。

临床如何运用半夏泻心汤呢？我多年不解，因胃脘痞满原因甚多，气滞、食积、胃虚、脾寒、胃热、水停、痰阻、湿蕴、瘀血等，皆可痞满，岂能皆予半夏泻心汤？我理解是湿热壅遏于胃，湿为阴邪，热为阳邪，遂寒热错杂。舌苔当白腻而黄，脉当濡数，见此舌脉且胃不和者，即可予半夏泻心汤。

如何运用乌梅丸呢？多囿于治蛔厥与久利，此小视其用耳。由于卫生条件的改善，吾近几十年都未遇一蛔虫症者，更莫说蛔厥。乌梅丸乃厥阴篇之主方，其治甚广。厥阴乃阴尽阳生之脏，若阴寒未尽，阳升不及，或戕伐阳气，或将养失宜，易致肝寒。然肝内又寄相火，肝寒相火内郁而为热，遂成寒热错杂之证。肝虚春令不行，则生机萧索；相火内伏，又可上窜、下迫、内攻；寒热又可相互转化，或寒化或热化，其为病甚广。

临床如何把握乌梅丸的应用呢？我掌握两个指征：一是脉弦而减，此乃肝虚之脉；二是可用肝虚解释的一两症，如胸满、胁痛、脘痞、寒热往来、懈怠等。方中乌梅、当归补肝之体，党参益肝之气，姜附椒桂辛温肝，连柏泻郁伏之相火，在补肝的基础上调其寒热。

本案脉沉弦迟，乃"肝虚热郁，寒热错杂，以寒为主"的乌梅丸证，而非"湿热壅遏，寒热错杂，以热为主"者，故乌梅丸较半夏泻心为长。服药而减，说明与证尚符。

十五、肝胆郁热兼阴虚（胆囊炎）

【学员诊治】曹某，男，46岁。2010年4月26日初诊：间断右胁痛23年，食油腻则剧，无寒热，从臀至小腿间断痛麻20年。目困，怕热，盗汗，多梦，余尚可。胆囊炎史23年，胆囊泥沙样结石，高血脂5年。

脉沉弦细数。舌红，苔薄。

证属：肝胆郁热兼阴寒。法宜：清泄肝胆郁热，佐以养血。方宗：柴胡疏肝散合四物汤。

柴胡9g	黄芩6g	栀子6g	川楝子9g
郁金10g	枳壳9g	木香6g	茵陈18g
当归10g	川芎8g	赤白芍各10g	
生地12g	半夏9g		

【师傅批改】脉弦数，肝胆热也。

脉细，肝阴不足也。

肝胆郁热，气机郁结则胁痛，下窜经络则腿痛，上熏则目锈多梦。

本案共有五个症状：胁痛、腿痛、目锈、盗汗、多梦。看似互不相关，但在中医看来，五症病机一也。

在中医整体观的理论指导下，风马牛不相及的五个症状得到统一的解释，治亦疏肝透热，养血通经，五症兼治。

学员所开之方，加金钱草30g、怀牛膝12g、海风藤18g、鸡内金15g。

2005年5月10日诊：上方共服7剂，胁痛、目锈减，余如前。

脉沉弦细滑数，左脉弦细数。舌红、面赤。

症减而面赤，此乃阳浮之征。实热上熏于面可面红，虚阳上浮于面亦可面红。

本案脉弦滑数，此为实热上熏于面。

又有脉细，此阴伤阳浮，又有虚阳上浮的一面。

实热当清泄，虚热当滋潜，二法并用，相辅相成。

证属：肝经湿热阴伤，肝风走窜经脉。方宗：龙胆泻肝汤加味。

龙胆草 6g	栀子 9g	黄芩 9g	生地 12g
车前草 10g	泽泻 12g	夏枯草 6g	白芍 12g
山茱萸 12g	寸冬 10g	生龙牡各 20g	
生鳖甲 20g	生龟板 20g	地龙 10g	
全蝎 10g	蜈蚣 7条	海风藤 15g	

【师傅诊治】2010年7月16日诊：上方7剂，右胁痛减未已，腿已不痛麻，盗汗止。脉弦数。舌偏红暗。面已不赤。

随热清阴复，诸症皆减。

柴胡 9g	黄芩 9g	栀子 9g	干地黄 12g
郁金 12g	川楝子 12g	炒枳壳 9g	桃红各 12g
丹参 15g			

十六、阴寒咳嗽

【学员诊治】韩某，女，26岁。2010年4月12日初诊：外感两周仍咳不已，痰黄不易咳出。头痛，流涕，下午7点面红热。口糜2周，下肢凉，手足心汗多湿冷，二便可。脉弦细数无力。舌淡红苔白。

证：少阳枢机不利。方宗：小柴胡汤主之。

柴胡9g	半夏9g	黄芩9g	党参10g
前胡10g	桔梗9g	紫苑15g	炙甘草6g

【师傅批改】脉弦细数无力。

因脉弦细数无力，证属：阳虚饮邪凌肺而咳。法宜：温阳化饮。方宗：小青龙汤加附子。

麻黄6g	桂枝9g	细辛5g	半夏9g
白芍9g	五味子5g	干姜6g	炮附子12g
红参12g	炙甘草6g		

3剂，水煎服。

【师傅诊治】2010年4月23日诊：药后咳减，仅偶咳，面红热已除，肢冷、手足心汗如前。脉弦细无力。舌淡苔白。

证属：阳虚。法宜：温阳益肾。

炮附子12g	干姜6g	当归12g	细辛6g
白芍12g	桂枝12g	红参12g	巴戟天12g
肉苁蓉12g			

7剂，水煎服。

另：鹿茸 15g，紫河车 15g，共为细面，分 14 次冲服，一日 2 次。

按：该学员以小柴胡汤治之，可能因其本人曾感冒后咳嗽经月未愈，吾予小柴胡汤治之，2 剂愈，故仿而用之。

小柴胡汤固可治咳，《伤寒论》96 条云："或咳者，小柴胡汤主之。"在小柴胡汤加减法中云："若咳者，去人参、大枣、生姜，加五味子半升，干姜二两。"何以本案用之不妥？

少阳证乃半虚半实、半阴半阳之证。

气尽血弱为其半虚半阴的一面。

邪气因入，结于胁下，为其半实、半阳的一面。

但少阳毕竟是阳经，为三阳经之枢，故仍以半实、半阳的一面占优势。正气虽弱未至衰，故其典型脉象为弦，弦乃阳中之阴脉。至春阳虽已升浮而阴寒未尽，故脉弦。枢机不利，肺失宣发而逆为咳，可予小柴胡加减治之。

而本案脉虽弦，然细而无力，乃少阴之脉，主阳虚。则此弦脉从阴寒而论，即仲景所云之"弦为减，减为寒。"

既然脉为阴寒之脉，则此咳就不能从少阳枢机不利来解，而是阳虚肺亦寒、饮邪上凌于肺而咳，当温阳化饮。

那么他症作何解？

下肢凉，肾阳虚也。

口糜者，阴火也。

涕多、手足汗多者，涕汗皆津液也，阳虚不摄而涕汗。

痰黄者，有热痰固可黄，然阳虚痰积久亦可黄，黄痰性质要依脉而断。

为何傍晚面红热？面红热无非两类原因，一是实火上熏于面，一是虚阳上浮。本案证属阴寒，日已落，阳当入于阴，然阴寒内盛，则阴盛格阳，阳不得入于阴而浮于外或于上，浮于上则日暮而面红热，理同戴阳。然特殊之处在于面红热的时间，从阴阳节律完全可以解释。（二诊时，予回阳之后面红热除，实践证实此判断基本正确）

方予小青龙加附子，温阳化饮，其法同于真武汤。《伤寒论》316条："其人或咳，真武汤主之。"加减法云："若咳者，加五味子半升，细辛、干姜各一两。"

此案何不用真武汤而用小青龙汤加附子？

盖本案主症在肺，有别于真武汤之眩、悸、发热、身𥆧、身沉痛、小便不利、自下利者，故取小青龙汤化肺之寒饮。

阳虚胡可再用麻、辛、桂散之？此时用麻黄，既可宣肺止咳，又可发越阳气，鼓舞阳气之升腾；细辛启肾阳，桂枝通阳，皆着眼于阳气虚馁而设。——予辅汗三法发汗，则阳虚当禁。此方未用辅汗三法，其功用不在发汗解表，而是着眼于激发阳气以止咳，故可用之，这也就是为什么用此方而不用真武汤的思辨。

面已红，阳气浮动，当去麻黄，仲景于《金匮要略·痰饮篇》小青龙加减法中云："青龙汤下已，以面翕热如醉状，与茯苓桂枝五味甘草汤，治其气冲。"何以服青龙汤而面红如醉？因阳虚易动，麻辛发越阳气，阳动而面红，故去麻辛，一变而为茯苓桂枝五味甘草汤，抑其冲气。又云："水去呕止，其人形肿者，加杏仁主之，其证应内麻黄，以其人遂痹，故不内之，若逆而内之者，必厥，所以然者，以其人血虚，麻黄发其阳故也。"一条是阳虚，虚阳易动而不用麻黄；一条是血虚，气失依恋而易动，亦不用麻黄，皆因麻黄发其阳故也。

本案何以仍用麻黄？

因本案之面红理同阴盛戴阳，此时用麻黄，既有姜附的扶阳，又有芍药、五味的酸收监制，虽用麻黄亦不至于大汗亡阳，目的在于解寒凝、鼓舞阳气且能通阳。皆知葱乃辛散之品，然白通汤、白通加猪胆汁汤用之，且一剂即用四茎，通脉四逆汤中面色赤者，加葱九茎。即使汉代葱不如现在的葱那么大，四茎、九茎也够多的，何以不惧葱之辛散而重用之？意在解寒凝、鼓舞阳气且能通阳，使表里之阳相通而不格拒。葱之辛可用，麻黄之辛不可用乎？实践证明，药后面红热即退，麻黄用之并未偾事，且麻黄宣肺化饮以治咳，故仍用之。

十七、心慌未愈

一诊：

【学员诊治】李某，女，40岁。2010年8月14日初诊：经常心慌、乏力5年，每次发作10分钟至数小时方缓解，活动、饥饿、生气后易犯。小腹压痛，有时起疱，寐易醒，多梦，怕冷。便秘，两三日一解，有排不净之感。曾查甲功（－），心电图大致正常。

脉弦无力。舌嫩偏红，苔少。

证属：阳虚。法宜：温补心肾之阳。方宗：苓桂术甘汤加味。

| 桂枝 12g | 茯苓 15g | 白术 10g | 红参 12g |
| 炮附子 12g | 巴戟天 15g | 肉苁蓉 15g | |

【师傅批改】脉沉弦拘滞，舌左歪。

证属：寒痹心脉。方宗：桂甘姜枣麻辛附汤主之。

| 桂枝 9g | 炙甘草 9g | 麻黄 5g | 细辛 5g |
| 白芍 10g | 炮附子 12g | 大枣 6 枚 | |

按：学员以其脉弦无力诊为阳虚，予苓桂术甘加附子等。

师傅诊脉弦而拘滞，诊为寒痹心脉，宗桂甘姜枣麻辛附汤主之。

学员重在阳虚，师傅认为有阳虚的一面，尚有寒痹的寒实

44

一面，是虚实相兼。

　　孰是孰非，当以病人之反馈为据。（药后虽减，然减不足言，且增咽痛，或与辛热有关，但脉拘滞之象已除，可知寒邪已散，应属有效，辨治大致与客观不悖。）

　　二诊：

　　【学员甲诊治】 2010年8月21日诊：心慌次数减少，昨心慌发作一次。腹胀，咽痛，仍便秘，月经量少，延后3～5天。

　　脉右弦滑略数，左弦细数。舌嫩红苔白。

　　证属：郁热。方宗：升降散主之。

僵蚕 10g	蝉蜕 6g	姜黄 6g	大黄 5g
蒌仁 30g			

　　【学员乙诊治】 脉沉弦滑数。

　　证属：肝火内郁。方宗：小柴胡汤合升降散主之。

柴胡 9g	半夏 9g	党参 10g	黄芩 12g
炙甘草 6g	僵蚕 10g	蝉蜕 7g	姜黄 9g
大黄 5g	栀子 9g	豆豉 9g	

　　【学员丙诊治】 易头痛、咽痛、易怒、心悸、便干。脉沉弦数促。舌可。唇暗。

　　证属：肝经郁热兼瘀。方宗：泻青丸合新加升降散主之。

龙胆草 5g	栀子 12g	黄芩 9g	川军 6g
川芎 7g	防风 7g	茵陈 9g	僵蚕 12g
蝉蜕 7g	姜黄 12g	连翘 12g	双花 12g
桔梗 12g			

【师傅批改】左脉弦细数减，右沉弦滑数细，拘滞之象已除。

证属：气阴不足。方宗：炙甘草汤主之。

炙甘草 10g　寸冬 15g　　炙百合 15g　知母 6g

太子参 12g　干地黄 18g　生首乌 18g　阿胶 15g

桂枝 9g　　火麻仁 30g　丹参 15g

7 剂，水煎服。

按：三位学员皆以火热实证论治，虽方有小异，然大法相同。

独师傅诊为气阴两虚，用炙甘草汤。因脉虽弦滑数，但有细减之象，细为阴虚，减为气虚，故从虚论治。对否？仍需以临床实践来判断。

三诊：

【学员甲诊治】2010 年 8 月 27 日诊：心慌未发作，咽已不痛。腹尚胀，便已不干，便有排不净之感。面起疹、痒。

瓜蒌 20g　　黄连 8g　　　川木通 6g　滑石 10g

茯苓 15g　　槟榔 15g　　厚朴 10g　　生地 15g

【学员乙诊治】脉右弦数，左弦细数减。

柴胡 9g　　茯苓 15g　　白术 10g　　党参 12g

炙甘草 6g　当归 15g　　白芍 12g　　黄芩 9g

栀子 7g　　豆豉 9g　　砂仁 3g

【师傅诊治】脉沉滑细数减。舌淡红苔薄白。

证仍属气阴两虚，方仍宗炙甘草汤主之。

四诊：

【师傅诊治】2010 年 9 月 18 日诊：劳累后又见心慌、气短、胸闷。腹胀、便秘已除。脉弦无力。舌嫩绛苔少。

至四诊，上方连服 14 剂，咽不痛，腹胀除，便已调，脉已不细，说明阴液见复，然阳虚之本未复，致劳后心慌又作。劳则气耗，脉转弦无力，断为心阳不足，予桂枝加附子汤。

证属：心阳不足。方宗：桂枝加附子汤。

| 桂枝 10g | 白芍 10g | 炙甘草 9g | 红参 12g |

| 炮附子 12g | 大枣 7 枚 |

7 剂，水煎服。

李士懋 按：一个常见的心慌患者，诊治方法多样。究竟孰是孰非，孰优孰劣，为何不同，值得分析研究。

此案 5 年之疾，经 1 个月治疗虽有小效，未能大减。一个因素是治疗时间尚短，火候不到。但辨治是否有误？敬俟明者。

像这种临床疗效不佳的病例屡见不鲜，倘能明白原因，载入书中，可共同汲取教训，可惜糊里糊涂不明白。倘偶能吃一堑长一智，落个马后炮，自是庆幸不已。可惜余生性鲁钝，多是在碰壁后仍觉茫然。

十八、痰热夹瘀（心梗）

【学员甲诊治】冯某，男，41岁。2010年7月24日初诊：冠脉造影LAD散在斑块，LAD近端不规则狭窄70%。诊为前后壁心梗，已8个月。溶栓后目前无明显不适。心电图V_1~V_2呈QS型，ST：V_1~V_3抬高1mv，aVL T波倒置。甘油三酯、血糖均高。服卡托普利、立善妥、氯吡格雷、阿托伐他汀、格列吡嗪等七种西药。

脉弦滑数。舌稍红，苔薄黄。唇暗红。

证属：痰热气滞夹瘀。法宜：清化痰热佐以活血。方宗：黄连温胆汤加减。

黄连10g	半夏12g	瓜蒌15g	竹茹10g
陈皮7g	茯苓15g	枳实9g	菖蒲10g
胆星9g	苏子10g	白芥子10g	姜黄9g
丹参18g	炙甘草6g		

【学员乙诊治】脉沉弦滑。舌稍红，苔略黄腻。

证属：气滞痰郁。方宗：瓜蒌薤白剂主之。

瓜蒌15g	薤白9g	半夏10g	桂枝4g
陈皮9g	石菖蒲9g	郁金9g	
苍白术各12g	丹参20g		

【学员丙诊治】同意学员甲方，去黄连、枳实、苏子，加白术10g。

【师傅批改】本案虽无症状，然脉弦滑数，故诊为痰热气滞夹瘀，予黄连温胆汤加味。

疗效如何判断？需根据脉诊及西医检查来判断。（此案未再复查，难言疗效如何，之所以列举此案，意在对无症状疾病如何辨证论治的探讨。）

同意学员甲的证治，加皂角子 7g。

上方共服 28 剂，脉弦滑略减，舌稍红，苔微黄。无不适。

按：随着疾病谱的改变和西医检测手段的发展，出现很多无症状的疾病。而对这种情况，中医该如何辨证论治？大致出现了两类情况：一类是对号入座，按西医诊断进行治疗，如血脂高，就属中医的痰浊，就予化痰药；见冠心病无症状者，就活血化瘀等，中医的辨证论治逐渐被淡化、边缘化。一类是辨证论治，但辨证的方法各有不同，有的主张问诊为主，有的主张舌诊为主。而我主张仍需辨证论治，在辨证中以脉诊为主，因脉可定证，即平脉辨证。脉诊是比较灵敏的，很多脉象的变化先于症状出现。如我在河北医科大学中医学院任教，课余很多同学围着让我诊脉，约 70% 年青同学无任何不适，但脉不正常，除素体脉不同外，多是先于症状出现的脉象变化。经典中不乏类似记载。如《金匮要略·虚劳篇》曰："夫男子平人，脉大为劳，脉极虚亦为劳。"所谓平人，盖指尚无不适感的人，虽无不适，然脉已成劳，可见脉的变化较灵敏，可先于症状出现。此与现代出现的无症状疾病颇似，此时辨证亦当以脉为重。

十九、湿阻阳明

【学员甲诊治】王某，男，16岁。2010年8月7日初诊：颈肩部疼痛近三年。近20天便溏，每日两三次，腹痛即泻，泻后痛缓，腹胀，脐周痛，疲乏，余尚可。

脉弦滑。舌可。面欠华。

证、治则、方名未写。

苍白术各 10g　　陈皮 9g　　半夏 12g　　茯苓 15g

桂枝 9g　　　　白芍 10g　　厚朴 10g　　葛根 12g

生姜 3 片　　　炙甘草 6g

【学员乙诊治】脉濡缓滑，左寸沉。

证属湿阻，清阳不升。

陈皮 9g　　半夏 12g　　茯苓 15g　　白术 9g

升麻 7g　　柴胡 7g　　防风 7g　　羌活 9g

川芎 7g　　当归 12g　　炙甘草 6g　　大枣 5 枚

生姜 7 片

【师傅批改】脉沉缓滑，舌稍淡苔白。

证属：寒湿痹阻。法当：化湿散寒。方宗：葛根汤加味。

葛根 18g　　麻黄 8g　　桂枝 12g　　生苍术 12g

苡米 30g

7 剂，水煎服。

【学员甲诊治】2010 年 8 月 14 日诊：药后颈肩痛已减轻，腹痛腹泻已除，便日一次，仍感疲乏。脉弦滑。

上方加减 7 剂。

按：一诊学员甲以平胃散加味，学员乙以化湿升清为主，两方皆有所长所短。

甲方化湿为长，但辛散通经不足。

乙方用风药，一可升阳除湿，一可辛散通经治痹痛，但化湿之力逊。

余以葛根汤散手阳明大肠经之风湿，以苍术、苡米除肠胃之湿，亦除肢体之痹挛，逐风湿之力强于学员之方。药后经络之风湿散而痛减，肠胃之湿化而泻止腹痛除。

三方大法皆同，然侧重有别。这如同炒菜，皆用油盐酱醋，有的盐多，有的酱多，有的醋多，味道各异，效果相殊。治则治法正确的前提下，还要精雕细琢，方能丝丝入扣。欲恰到好处，丝丝入扣，需长期磨炼。余之方虽效，亦难言无瑕疵，但愿能天天向上。

二十、肝火上扰

【学员甲诊治】贾某，男，35岁，曲阳县人。2010年8月23日初诊：头顶及两太阳穴部憋胀疼痛，已三四年，于手腕处放血后疼痛缓解。近半年头懵，身躁热，体温不高，出汗，寐多，困倦乏力，时心烦，余尚可。血压110/70mmHg。

脉弦数。舌稍红。

证属：肝火上扰。法宜：清泄肝火。方宗：龙胆泻肝汤加减。

龙胆草 6g	栀子 9g	豆豉 10g
黄芩 9g	生地 15g	白芍 12g
川芎 7g	怀牛膝 12g	生龙牡各 18g
生石决明 18g	天麻 15g	生甘草 6g

【学员乙诊治】脉弦数，左脉略细。

证属肝阳上亢，伤及肝阴。方宗：天麻钩藤饮，佐滋肝之品。

天麻 12g	钩藤 12g	怀牛膝 15g	杜仲 9g
桑寄生 10g	黄芩 9g	生地 12g	白芍 15g
夏枯草 9g	益母草 15g	络石藤 15g	菊花 9g

【师傅批改】脉弦数。

证属：肝热上扰清空。法宜：清泄肝热。学员甲之方有清肝泄火之品，而学员乙之方清肝不足，故以甲学员为胜。

宗甲学员之方，加桑叶9g、苦丁茶8g。

【学员甲诊治】2010年9月24日诊：上方共服7剂，头胀痛、身躁热、出汗均减，仍乏力嗜睡，一天可睡12小时，余尚可。

脉弦数左减。舌稍红，苔白略厚。

证属：肝热湿遏，清阳不升。

上方加苍白术各10g、滑石15g、菖蒲10g、半夏9g。

【师傅批改】脉舌同上。

上方去桑叶、菊花、苦丁茶，加防风9g、羌活8g、蔓荆子10g、柴胡9g。

7剂，水煎服。

 按： 学员甲以其脉弦数，诊为肝火上扰清空，属肝经实热，予龙胆泻肝汤加味。

学员乙以其左脉细，认为是肝阴虚，肝阳上亢，属本虚标实证，予天麻钩藤饮加生地、白芍。

两证本质有别。

肝经实热者，当以清泄肝热为主。

肝阴虚肝阳亢者属本虚标实，其本是肝肾阴虚，但所呈现的是一派标实之象，这又与阴虚阳浮者有别。阴虚阳浮者是虚阳浮越，法当滋阴潜阳，如三甲复脉为其代表方；而肝阴虚肝阳亢者以标实为主，故以潜镇为务，如镇肝熄风汤等。

本案脉弦数，左脉并不细，可排除肝阴虚这一病机，故当以清泄肝热为主，所以我同意学员甲的辨治方案。

以肝热这一病机如何解释诸症？头晕痛、身躁热、心烦，皆肝经热扰所致；热盛津泄而汗多。何以多寐、乏力？热令神昏而多眠，热盛耗气而乏力。因脉为实脉，故不加补益之品。加桑叶、菊花、苦丁茶者，在于散肝经风热，清头目。

　　二诊，药后症减，说明方证尚应。然又苔厚，是在原证未除的情况下，又加湿浊这一病机，故学员又加苍白术、滑石、半夏、菖蒲以化浊。余又去菊花、桑叶、苦丁茶，加羌防柴、蔓荆子。以菊花、桑叶、苦丁茶长于清头目，疏肝经风热；而二诊夹湿，羌防柴长于升阳胜湿，故易之。

二十一、风痰

【学员甲诊治】程某，男，54岁，深泽县人。2010年8月9日初诊：胸闷6个月，安静及活动时均有发作，约1分钟缓解，无牵拉痛。时头晕，入睡难，余尚可。心电图（－），血压120/80mmHg。

脉濡滑减结。舌暗红，少苔。唇暗，面红。

证属：脾虚湿蕴，阴寒上逆。方宗：人参汤合苓桂术甘汤主之。

党参12g	茯苓15g	白术10g	生芪12g
桂枝12g	白芍10g	炙甘草6g	陈皮9g
半夏12g	薤白10g	生蒲黄12g	

【学员乙诊治】脉弦滑略劲。舌同上。

证属：风痰。方宗：瓜蒌薤白半夏合息风之品。

枳实9g	薤白12g	瓜蒌25g	半夏12g
厚朴9g	炙甘草6g	竹茹10g	丹参18g
僵蚕12g	地龙12g	天麻15g	

【师傅批改】脉弦滑略劲，舌同上。

同意学员乙的辨证与方药。

于乙方中加黄连10g、郁金10g、菖蒲10g、生蒲黄10g、胆星10g、天竺黄12g。7剂，水煎服。

2010年8月20日诊：药后胸未再闷，头尚稍晕，口干，目涩。

上方继服 14 剂。

按：学员甲辨为虚证，予人参汤合苓桂术甘汤。

学员乙辨为实证，为痰郁化风，予瓜蒌薤白半夏汤加息风之品。

同一病症，何以学员甲乙辨别有虚实之异？全在脉诊相殊。

甲为滑减，减则为虚；乙则弦滑而劲，滑为痰，弦劲为风。脉不同，证则不同，治法方药有别。

余诊其脉亦弦滑略劲，故证属痰蕴化风。风痰上扰则头晕，风痰痹阻胸阳则胸闷。乙之方证余皆同意，然化痰之力不足，故加胆星、菖蒲、郁金诸药，重在痰。

二诊胸未闷，头晕轻，方证尚符，原方继服。

二十二、热后气虚

【学员诊治】胡某，女，45岁。2010年7月26日初诊：外感发热后咽痛，输液五日未愈，胸闷、腹胀，视物模糊，便偏干。

脉沉弦滑数。舌嫩红，少苔。

证属：气滞热郁，痰热内蕴。法宜：解郁透热，佐以化痰。方宗：升降散合黄连温胆汤主之。

僵蚕10g	蝉蜕6g	姜黄9g	枳实9g
瓜蒌18g	陈皮10g	半夏10g	黄连9g
云苓15g	胆星10g	桔梗10g	生甘草6g
竹茹10g			

7剂，水煎服。

【师傅批改】脉沉弦滑数。

首诊脉沉弦滑数，乃外感后余热未靖而咽痛，气滞热郁而胸闷腹胀。

法当解郁透热，主以升降散即可。

脉虽滑，不以痰解，而以热解，故去黄连温胆汤之燥，加川军、连翘以透热。

上方去黄连、陈皮、半夏、云苓、竹茹，加连翘15g、川军4g

3剂，水煎服。

【师傅诊治】2010年8月16日诊：药后愈，相隔20日，现觉头痛头热，身热，溲热，舌尖热，身酸软无力，浑身怕冷。体温 36℃。

脉弦滑数减。舌淡润。

二诊已相隔 20 日，出现头热、身热、溲热、舌热等一派热象。究为实热还是虚热？

诊其脉，虽弦滑数但按之减，故断为虚热。此数乃正虚使然，愈虚愈数，愈数愈虚，不以热看，数而减乃虚也。

何以一诊为郁热，二诊变为虚热？或素体正虚，或外感发热后，壮火食气，致令气虚。

气虚，阴火浮动而出现诸热；气虚，卫阳不固而怕冷，清阳不实四肢而乏力身倦。法当甘温除热，主以补中益气汤。

此症，若脉滑数有力则为实热当清，脉无力则为虚热当补。此即濒湖脉诀所云，数脉"实宜凉泻虚温补。"由此可见脉诊在辨证中的价值。

证属：脾肺气虚，阴火浮动。法宜：甘温除热。方宗：补中益气汤主之。

生芪 12g　　党参 12g　　白术 10g　　当归 12g

柴胡 9g　　升麻 6g　　炙甘草 6g　　川芎 6g

羌活 7g　　肉桂 5g　　生姜 6 片

4 剂，水煎服。

2010 年 8 月 20 日诊：药后诸热、身冷除。昨嚏，目欠清。

脉沉弦滑数减。舌淡红，少苔。

仍宗上方 3 剂，水煎服。

二十三、阳明湿热

【学员诊治】张某，男，27岁。2010年6月11日初诊：一个多月以来，便不成形，腹胀肠鸣、腹坠，饮水及食后著。晨起咽痰，睡时流涎，上午困倦，一个月来体重减6斤。

脉弦滑数。舌稍红，苔少。

证属：阳明湿热。法宜：清利阳明湿热。方宗：葛根芩连汤主之。

> 葛根 15g　　黄芩 10g　　黄连 12g　　滑石 15g
> 枳实 10g

2010年6月14日诊：上方共服3剂，腹胀肠鸣除，便已成形。口腔溃疡。

脉弦滑数减。舌稍红。

证属：少阳枢机不利，阳明湿热未靖。法宜：疏解少阳，清利阳明。方宗：小柴胡汤主之。

> 柴胡 9g　　黄芩 9g　　党参 10g　　半夏 12g
> 黄连 6g　　枳实 10g　　赤白芍各 10g
> 炙甘草 6g　　升麻 6g

7剂，水煎服。

【师傅批改】一诊脉弦滑数，弦主郁，滑数为湿热。湿热内蕴而肠胃不和。予葛根芩连汤，清利湿热而升阳，加滑石以利湿热，加枳实行滞。此方本治太阳阳明合病下利者，本案并无太阳表证，此时用葛根不在解表，而在升阳。

　　二诊，脉已减，邪势已挫，不宜再用枳实破滞，赤芍活血、白芍酸柔、黄连寒泄，故去之，方成小柴胡汤。故上方小柴胡汤去枳实、黄连、赤白芍。

二十四、痹证

【学员诊治】赵某，女，58岁。2010年4月23日初诊：右膝内侧痛凉已三年，加重半年，不能行走，活动后及阴天尤重，右手指麻。焦急则腹泻，小便频。X片：骨质增生。血沉（－），类风湿因子（－）。

脉沉弦细数拘急。舌可苔白。

证属：寒痹热郁。方宗：桂枝芍药知母汤主之。

桂枝 12g	赤白芍各 15g	麻黄 8g	白术 12g
细辛 7g	知母 8g	炮附子 15g	防风 9g
炙川乌 15g	蜈蚣 10条	地龙 15g	生姜 12g

3剂，水煎服。加辅汗三法，取汗。

2010年4月26日诊：药后汗出不彻，仅腿内侧有汗。

上方3剂，加葱白二茎，水煎服。继予辅汗三法，取汗。

2010后4月30日诊：药后汗透，腿痛凉减约40%，自己可站起来，手指麻亦减，已不抽筋。脉滑数，舌可。

证属：寒束已解，转为湿热蕴阻经络。

予薛生白《温热经纬·薛生白湿热病篇》第四条方：

地龙 15g	秦艽 12g	灵仙 12g	滑石 15g
炒苍耳子 10g	生苍术 10g	丝瓜络 10g	黄连 10g
海风藤 18g	乌蛇 15g	羌独活各 9g	

【师傅诊治】2010年5月17日诊：上方共服21剂，腿又痛

重，不能立，搀扶而来。上述学员之诊治我均同意，未予更改。看来汗后转予清利湿热通经法不效，痛反加重。脉沉弦细数，舌可。

证属：肝肾阴亏，筋骨失养而痛。法宜：补肝肾，仿张锡纯重用山茱萸法治之。

山茱萸 40g　生白芍 18g　炙甘草 10g 木瓜 15g

怀牛膝 10g

4 剂，水煎服。

2010 年 5 月 21 日诊：腿痛显著减轻，已能自行站立、行走、上厕所。脉细数无力。

上方加熟地 30g，7 剂。

按：该案诊治大约分为三个阶段：第一阶段两次发汗，第二阶段清利湿热通经，第三阶段滋补肝肾。三个阶段中，一、三阶段见好，第二阶段加重。现分析三阶段中的得失正误。

第一阶段：因腿痛凉三年，脉沉弦细数拘急，断为寒痹热郁，予汗法散寒，一诊汗未彻，二诊再汗。汗透症减，脉弦拘除，说明寒痹已散。

第二阶段：寒散后，热已张，脉转滑数，诊为湿热阻滞经络。连服 21 剂，症状加重，事实说明此段诊治有误。何以误？度其原因，可能是脉诊有误，第一阶段脉细数急，第三阶段亦脉细数，第二阶段误诊为滑数。细数急本为阴虚之脉，脉虚则证虚，误为滑数是痰热，为实脉实证，本当补之反予泻之，故病增。

第三阶段汲取前段教训，脉细数当为肝肾阴虚，肝主筋，肾主骨，筋骨失濡而作痛。改用补肝肾法症著减。

山茱萸得木气最厚，补肝敛肝，兼具条畅之性，凡因肝虚不能调畅而作疼者，服之皆可奏效。张锡纯于《医学衷中参西录·山茱萸肉解》项下，治周某、甲升、丁某之腿痛不能行立，皆重用山茱萸而愈。余曾治蔡某腿痛如锤击，终夜呻吟，亦重予山茱萸而愈。（见《相濡医集》P304，例4）本案改予补肝肾，亦获卓效。可见脉误致证亦误，方药随之而误，益知脉诊的重要性。

二十五、阴虚阳亢（高血压）

【学员诊治】乔某，女，53岁，内蒙八蒙人。2009年10月26日初诊：头晕，头皮痛，视物模糊，腿时肿，余尚可。高血压6年，160～170/90mmHg。

脉弦左寸涌，按之减，尺差。舌可。

左寸脉涌，为阳亢于上。阳浮涌动然按之减，为虚阳上浮；尺弱，乃肾之阴阳两虚，故方宗三甲潜阳，加巴戟天、肉苁蓉、沙苑子温肾填精。

证：阴虚阳浮。法宜：益肾潜阳。方宗：三甲复脉汤加味。

生龙牡各 18g	败龟板 18g	炙鳖甲 18g
怀牛膝 12g	二地各 12g	山茱萸 15g
白芍 15g	丹皮 10g	沙苑子 15g
巴戟天 15g	肉苁蓉 12g	炒枣仁 30g
天麻 15g	僵蚕 10g	草决明 12g
白蒺藜 15g		

【师傅批改】同意上方。

【**学员诊治**】2010 年 3 月 15 日诊：上方曾加蜈蚣 10 条、全蝎 10g、地龙 15g，共服 81 剂，诸症减或除。血压 120/70mmHg（仍服降压药）。脉弦略数。舌嫩红，少苔。

上方 30 剂继服，嘱停西药。

本案患者连服 80 余剂，虽有改善，但因路远降压药未停，难以评价中药疗效。

按：左寸脉涌，为阳亢于上，此脉当首分虚实。

按之有力者，乃火热上灼，数实者为实火，当苦寒泄之，如黄连阿胶鸡子黄汤，以黄连泻南方实火；若脉洪大，乃无形弥漫之热，当以石膏知母清之，如玉女煎。

若寸涌按之无力者，乃虚阳上浮。虚阳上浮，有阴虚而浮，以及阳虚、气虚、血虚而浮者。阴虚而浮者，当滋阴潜阳，如三甲复脉辈；阳虚而浮者，当引火归原，如四逆或白通加猪胆汤方；气虚阴火上冲者，以补中益气汤主之；血虚气浮者，以当归补血汤主之。

我临床中从不欣赏中西药物合用，相互干扰说不清，疗效评价也说不清，一般情况下，我尽可能嘱停或渐停西药。

二十六、肝虚腹痛

【学员诊治】杜某，男，45岁。2009年9月28日初诊：脘腹痛已三个月，时轻时重，多于晨起加重，排便或活动后减轻，食凉加重，痛甚伴腰痛，便时溏，余尚可。

脉弦无力。舌淡红，苔染。

脉弦无力而腹痛，乃肝虚木不疏土。晨痛重者，晨本阳升之时，然肝虚木陷，清阳不升，致痛重。便后或活动后痛减者，气机稍疏而痛缓。

证属：肝阳虚。方宗：乌梅丸主之。

乌梅10g　　炮附子12g　　桂枝10g　　细辛6g
干姜8g　　川椒6g　　当归12g　　党参12g
黄连6g

【师傅批改】同意上方。

2009年10月9日诊：上方共服7剂，腹痛已轻，过节恣食又作。脉沉弦无力寸著，乃肝虚清阳不升。

上方加黄芪15g。

【师傅批改】虽加生芪补肝气而升清，应更加柴胡，补肝升清。肝虚清阳不升，柴胡助其升发，益肝之用即补肝，此即以辛补之。未加柴胡，是一疏忽。

按：乌梅丸方中含大建中汤，大建中阳，桂附椒姜辛，温振肝阳，党参益肝气，乌梅、当归补肝体益肝用。积阴之下必有伏阳，肝虚相火郁而化热，以连柏泻之。此方为治肝阳虚馁而寒热错杂之方，其用广矣。

二十七、阳虚饮泛而头晕

【学员诊治】刘某，女，29岁。2010年4月2日初诊：头晕、头痛半年多，时好时犯，发则呕吐，口干，目干，腰酸。

脉濡滑无力，舌可。

证：脾虚清阳不升，风痰上扰。方宗：半夏天麻白术汤主之。

半夏15g	茯苓15g	白术15g	橘红12g
黄芪15g	党参15g	当归12g	天麻12g
生龙牡各30g	生姜3片	大枣5枚。	

【师傅批改】上症，脉濡滑无力。

脉濡滑无力，濡滑阴浊盛，无力阳气虚，故诊为阳虚饮泛。

其头晕呕吐乃阳虚水泛，清阳不能达于巅所致。其困倦乏力乃但欲寐之轻者，亦阳虚使然。

学员予半夏天麻白术汤，以二陈化痰，天麻息风，大法尚可。

然此痰非脾虚之痰，温化可也，而是阳虚水泛之痰，必温阳制水方可，恐二陈力弱不逮。

另：学员方中用龙牡潜降，乃套路用药，如一碗汤掉进一只苍蝇，特碍眼。此本正虚痰阻清阳不升，何用龙牡潜降？

证属：阳虚饮泛。方宗：真武汤主之。

炮附子15g　茯苓15g　　白术15g　桂枝10g

干姜 6g   白芍 10g   泽泻 15g

【学员诊治】2010 年 4 月 19 日诊：上方共服 14 剂，头未晕，睡眠好转，目干除，仍乏力，困倦，肩背痛。

上方继服 7 剂。

按：何以同一"濡滑无力"之脉，而师生所断之病机有别？

盖因彼重在脉滑，而余重在无力，故病机治法及方药有别。

无力为虚，治病首重正气，若舍本逐末，恐纵使一时取效，难杜其源。

二十八、脾虚清阳不升（高血压）

【学员诊治】王某，女，66 岁，平山人。2010 年 4 月 12 日初诊：头晕目眩，晕则物旋呕吐，已三个月。平素胃痛嗳气，口苦，寐差，项紧，左小腿时冷时热，冷多于热。血压最高 160/100mmHg，即刻 155/80mmHg。

脉弦缓滑减。舌稍红，苔白。

证属：肝风内动。方宗：天麻钩藤饮主之。

天麻 10g	钩藤 10g	石决明 30g	杜仲 10g
桑寄生 10g	夜交藤 15g	茯苓 15g	
益母草 10g	生龙牡各 30g	葛根 30g	

【师傅批改】脉弦缓滑减。

上方改葛根 18g，加半夏 12g、白术 12g、泽泻 30g。

脉弦缓滑减，此乃脾虚风痰上扰之证，法应予半夏天麻白术汤，方中二陈化痰，茯苓、白术、甘草健脾，天麻息风。

而学员所开天麻钩藤饮乃清肝平肝息风之剂，用于肝热而肝阳化风上扰者。

二方虽皆息风，但肝风之因不同，在师傅批改之时本应予纠正，然把关不严，加半夏、白术、泽泻化痰饮之品后竟同意予患者服用，幸栀子、黄芩、牛膝未用，方证虽未切合，然大体尚可。为师者，当时就应指明本证之病机及二方应用的不同。

【学员诊治】2010 年 4 月 19 日诊：上方 7 剂，药后头晕项紧见轻，胃痛未作，小腿怕冷足心热，汗后冷，血压 160/90mmHg。

予上方加鳖甲 30g，7 剂，水煎服。

【师傅批改】脉弦缓按之减，左寸弱。舌稍红，苔白。

以其脉弦缓按之减，诊为脾虚清阳不升。

以此病机来解诸症，则头晕物旋为清阳不升所致。其呕吐、嗳气、口苦者，胃虚而气逆也；寐差者，胃不和则卧不安。小腿时冷时热者，因脾主四肢，清阳实四肢，脾虚清阳不能实四肢而腿凉，谷气下流而腿热足心热也，正如《伤寒论》110 条曰："其人足心必热，谷气下流故也。"

头为诸阳之会，需清阳以奉养，若邪气阻遏或正气馁弱，皆可致清阳不升而头晕眩，然有虚实之别。本案脉缓且减，乃脾虚清阳不升使然。

诸症与病机相符，诊断明确，故予补中益气健脾升阳；加姜桂附补火生土。

证属：脾虚，清阳不升。法宜：健脾升清。方宗：补中益气汤加味。

党参 12g	生芪 15g	白术 10g	茯苓 15g
炙甘草 6g	升麻 5g	柴胡 8g	干姜 6g
肉桂 4g	炮附子 7g	葛根 12g	

【学员诊治】2010 年 4 月 26 日诊：上方 7 剂，药后头晕、项紧、汗出、左下肢寒热、寐不实已除，嗳气偶作。两日来着凉干咳。血压 150/85mmHg，降压药已停半月。

上诊药后诸症改善，且血压在停降压药的情况下并未反弹，反有所降。上方加紫苑 15g。7 剂，水煎服。

按: 对高血压病，晚清民初之三张，附合西医之脑充血，认为与《内经》的气之与血并菀于上相通，以平肝降冲法治之，著有《中风斠诠》一书，创镇肝息风汤等名方，仿佛高血压皆应潜降，对后世影响甚大。以平肝潜降法治高血压、中风，确为三张的创新，但又不能以偏概全。本案以补中益气治高血压，亦为治高血压之一法，要在辨证，切勿形成僵死套路。

二十九、痰热扰心转饮邪上干
（高血压、心肌缺血）

【学员诊治】常某，男，53岁。2010年4月23日初诊：阵心慌20余天，睡中醒后心悸，每夜两次。昨日心电图：心率105次/分。ST：Ⅱ、Ⅲ、aVF、$V_5 \sim V_6$ 压低。高血压史1年，最高150/100mmHg。服施慧达、贝他乐克、欣康等6种药物。

脉沉弦滑数。舌暗红，苔黄。面油赤。

证属：痰热扰心。法宜：清热涤痰。方宗：黄连温胆汤加味。

黄连9g	黄芩9g	瓜蒌18g	竹茹9g
半夏18g	云苓15g	白术6g	陈皮6g
炙甘草6g	枳实10g	丹参15g	
生蒲黄12g	生龙牡各30g		

7剂，水煎服。嘱只服倍他乐克，其他药物全停。

【师傅批改】同意上述辨证施治。

心悸原因颇多，以其脉沉弦滑数，则断此心悸为痰热内扰，气机郁滞。滑主痰，数主热，沉弦主气滞。

寐不安、多梦易醒乃痰热内扰，治以黄连温胆汤。重用半夏祛痰，交通阴阳。

【师傅诊治】2010年4月30日诊：上周心慌气短又发作一次，持续半个小时，寐欠安，余尚可。脉弦无力，舌稍淡红。

其脉弦而无力，无力为虚，弦则为减为寒，故诊为阳虚。

阳虚位在何处？因所现主症为心悸，故诊为心阳虚。

君火以明，相火以位。君火不明，不能下交于肾而水寒，遂水泛为饮，上凌于心而心悸。

方予苓桂术甘汤，桂枝、甘草化阳，以振心阳；苓术培土以制水泛；更加参芪培土，以增制水之力，加半夏蠲饮而降冲逆。

二诊何以由痰热气滞，一变而为心阳虚水饮上凌？盖痰热去而正虚显露也。

证属：心阳虚，水饮上凌。法宜：温阳化饮，振奋心阳。方宗：苓桂术甘汤加味。

> 桂枝 12g　　炙甘草 9g　　茯苓 15g　　白术 10g
> 党参 12g　　生芪 12g　　半夏 9g

2010 年 5 月 14 日诊：上方共服 21 剂，降压药已停 21 日。已无不适，纳可寐安。血压 130/90mmHg。诸症已除，且在停降压药后，血压不仅未反弹，且保持平稳。

按：本案给我们一重要启示：阳虚阴寒偏盛，阴寒盛则收引凝泣，血脉亦因内寒而收引凝泣，致外周血管痉挛，阻力升高而血压高。温阳后，阴寒除，血管得舒，血压自降。由此可见，内寒而使血脉蜷缩绌急者，可温阳，皆可使血脉舒缓而血压降。

三十、阳虚胸痹，咽痛

【学员诊治】郑某，女，23岁，韩国人。2010年3月20日初诊：胸憋闷、恶心，后背痛一周，手足冷，余尚可。

脉沉弦无力。舌嫩红。面欠华。

证属：心阳不振。方宗：人参汤主之。

生晒参 15g　　白术 10g　　云苓 15g　　桂枝 10g

炙甘草 8g　　干姜 6g

【师傅批改】此案学员诊治正确，吾未予改动。

胸憋背痛，症符胸痹。

脉沉弦无力且肢凉，当属阳虚阴盛，痹阻胸阳而胸痹。

《金匮要略》胸痹，人参汤亦主之，本案与之相符。以人参汤合桂枝甘草汤振奋心脾之阳。

2010年5月31日诊：上药共服21剂，上症已除，近咽喉肿痛而干，寒热往来。

脉沉弦细减。舌嫩红。

证：阳虚，阴寒痹阻二阳。

上方加干姜 6g、炙甘草 6g、桔梗 9g。

3剂，水煎服，药后咽痛除。

【师傅批改】此案学员诊治正确，吾未予改动。

二诊咽喉痛，因脉象弦细无力，仍属阳虚之咽干痛。

《伤寒论》29条："咽中干，烦躁吐逆者，作甘草干姜汤主之，以复其阳。"火热上灼可致咽痛，然阴寒上痹而痛者，亦颇常见，故《伤寒论》少阴篇咽痛者多。

74

三十一、阴疽

【学员诊治】刘某，男，43岁，雄县人。2010年5月17日初诊：左膝以下皮肤黑，约15 cm×10cm，有溃疡四块，如铜钱大，无明显分泌物，时疼痛，断续浮肿，尿频，时失禁，余尚可。Ⅱ型糖尿病四五年，现空腹血糖5～8mmol/L。服格列齐特、二甲双胍。

脉弦滑，沉取无力。舌淡嫩，苔白。

以脉沉取无力，且溃疡局部暗黑，故诊为阴疽。

选阳和汤，温阳化痰，活血通经。

证属：阳虚血瘀之阴疽。法宜：温阳活血解寒凝。方宗：阳和汤主之。

麻黄 3g	熟地 18g	鹿角胶 15g	炮姜 6g
肉桂 5g	白芥子 10g	当归 15g	桃红各 12g
丹参 18g	生芪 30g		

【师傅批改】上方去丹参，加川芎 8g、桂枝 10g。

2010年6月7日诊：上方共服14剂，疼痛减轻，局部溃疡变浅，面积未小，其余尚可。

上方加党参 15g，继服 14 剂。

按：坏疽是糖尿病常见并发症之一，治疗较难，甚至截肢致残。中医治此症，首分阴阳，本案即为阴疽。

阳和汤为治阴性痈疡的要方，余常用之。凡痰核流注、瘰疬瘿瘤、深静脉炎、寒痰引起的肢麻疼痛痿废、痛经、梅核气、癥瘕等，只要符合寒痰凝结者，皆用之。

此方妙在熟地配麻黄，熟地得麻黄，滋阴而不腻；麻黄得熟地，解寒凝而不耗散阳气。余曾治一痰核流注（神经纤维瘤）用此方，因背方歌时只记住药味，未记住用量，致于伏天，麻黄用至 5g，竟亦未出汗增多，可见中药配伍之妙。

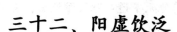

三十二、阳虚饮泛

【学员论治】程某，男，69岁，南宫县人。2010年5月7日初诊：阵发心慌已半月，重则浑身颤抖，半小时后方能缓解。平素乏力气短，寐不实，无头晕、胸痛、恶心等症。查心电图、心脏彩超、血糖、血压均正常。

脉右沉弦细涩，左滑寸减。舌淡暗，苔白滑满布。

证属：阳气虚，饮上犯。法宜：健脾化湿。方宗：苓桂术甘汤加味。

桂枝 9g	茯苓 15g	白术 10g	炙甘草 6g
党参 12g	黄芪 12g	川芎 9g	

【师傅批改】脉沉弦细涩无力，左滑寸减。舌同上。

余诊其脉沉弦细涩而无力，以阳虚为著。

学员予苓桂术甘加味，方无大疵。故予上方加姜附以温阳。

本案乃阳虚饮凌于心而慌者，方以附子温命门火，桂枝甘草温振心阳，黄芪四君加干姜温脾阳以制水。

学员于方中加川芎者，可能因脉涩舌暗而予之，原无不可，且所虑周匝。我何以去之？

考虑有二：一是本案脉细而无力，且浑身颤抖，乃振振欲擗地也，以阳衰为急务，而川芎辛温，血中气药，升散走窜，易使气耗伤，故去之。二是阳虚血运不畅，温阳血当行，治病必求其本也，故去之。

【**学员诊治**】2010 年 6 月 7 日诊：上方共服 28 剂，尚略气短、咯痰，其他无不适。脉沉弦涩减，舌淡苔白。

上方加白芍 10g。

【**师傅批改**】脉弦细数（无力已不著）。舌嫩晦，苔少。

二诊诸症大减，本当效不更方，继服之。然脉转细数，无力已不著，由阳气虚而转为气阴两虚，故予炙甘草汤，益气养阴以复脉。

上方去川芎、党参，加炮附子 12g、干姜 6g、红参 12g。

证属：气阴不足。法宜：益气阴。方宗：炙甘草汤主之。

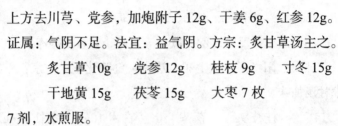

| 炙甘草 10g | 党参 12g | 桂枝 9g | 寸冬 15g |
| 干地黄 15g | 茯苓 15g | 大枣 7 枚 | |

7 剂，水煎服。

李士懋

按：心慌一症，无非虚实两大类。

邪扰于心者，心神不宁，可心慌，此为实。

正气虚衰，心无所倚者，亦可心慌。

虚实相兼者亦可心慌。

从病位来讲，五脏六腑皆可令人心慌，非独心也。

三十三、湿热壅遏，误为
阳虚寒湿盛（前列腺炎）

这是在肃宁县医院工作的我校往届毕业生转来的一位病人，较详细地介绍了他的治疗经过，摘要如下：

2010 年 3 月 2 日初诊：病人患前列腺炎十余年，曾于此京某医院住院治疗无好转。现小腹部经常疼痛，重时引起全腹不适，继而心烦，周身发热汗出，不恶寒。脉沉无力，舌淡胖，中心薄腻苔。

诊为阳虚寒湿盛，予真武汤合五苓散治之。

炮附子 10g　　桂枝 15g　　白芍 15g　　炒白术 30g

茯苓 30g　　　猪苓 15g　　泽泻 30g　　干姜 15g

炙甘草 10g

2010 年 4 月 8 日诊：上方附子增至 60g、干姜 30g，曾加沉香、菖蒲、红参、磁石等，共服 25 剂，症未减，又增咳喘痰，夜起小便时冷得打哆嗦，体温不高，亦无鼻塞流涕等，遂转来诊治。

【学员诊治】骆某，男，61 岁。2010 年 4 月 30 日初诊：小腹痛，重时全腹痛，尿等待分叉。食可，便调。

脉沉濡滑数按之减，舌绛苔黄。未处方。

【师傅批改】脉滑数且减。舌红苔糙厚。

证属：湿热壅遏。法宜：清利湿热。方宗：八正散主之。

瞿麦 30g　　萹蓄 20g　　车前子 12g　　川牛膝 12g

川木通 7g　　滑石 15g　　海金砂 15g　　败酱草 30g

栀子 12g　　生甘草 7g　　琥珀 3g（研，冲服）

2010 年 6 月 7 日诊：上方栀子曾加至 18g，共服 21 剂，疼痛减轻，现仅小腹及鼠蹊部隐痛。脉沉濡滑数，舌苔稍厚。

上方加金钱草 30g，14 剂，水煎服。

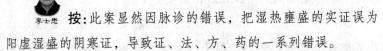

　　按： 此案显然因脉诊的错误，把湿热壅盛的实证误为阳虚湿盛的阴寒证，导致证、法、方、药的一系列错误。

　　何以夜起寒战哆嗦？盖因热郁使然。本为湿热相合，湿遏热伏，热蒸湿横，又误用姜附之类，郁热更甚。湿热阻闭，阳不得外达而恶寒，甚则寒战。外寒里热恰是郁热的特征之一，必清利湿热，阳得敷布而寒自除。

三十四、阳虚饮泛（左心扩大）

【学员诊治】李某，女，58岁。2010年5月10日初诊：头晕胸闷痛、气短，吸气困难，后背沉凉，乏力，行走100米左右即胸闷痛加重，憋气不能再走，食差，余尚可。省二院诊为左心扩大，二尖瓣关闭不全，肺动脉高压。平均心率46次/分，服顾莎坦、654-2等。血压150/70mmHg。

脉弦细无力。舌稍暗苔白。

证属：阳虚饮邪上干。方宗：苓桂术甘汤加味。

炮附子30g　　干姜10g　　桂枝12g

生芪18g　　　红参15g　　云苓18g

白术10g　　　炙甘草8g　　生蒲黄12g

【师傅批改】师傅同意学员诊治，未予改动。

脉细无力乃少阴脉，阳虚饮邪上干而头晕、胸闷痛、气短、背沉凉、乏力。

舌稍暗者，乃阳虚血运不畅。这种血行瘀泣，不以活血化瘀为重点，要分析其致瘀原因。古云见血休治血，不仅指出血症而言，亦包括瘀血症，除其因，血自行，瘀自解，此即"治病必求其本"。若稍用活血药，亦不为错，乃兼治其标也。本案加蒲黄，即寓此意。

此方称苓桂术甘，实是真武汤、人参汤合方，苓桂术甘虽化饮，扶阳之力尚逊。

2010年6月14日诊：上方附子加至50g，共服35剂，上症已除，偶有乏力，可行1公里路，脉弦缓稍减，血压120/80mmHg，心率66次/分。

共服35剂，阳渐复，症渐减，血压、心率亦趋正常。然脉尚减，阳未尽复，尚需调理。上方加巴戟天12g、肉苁蓉12g，继服7剂。

【师傅批改】师傅同意学员诊治，未予改动。

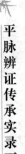

平脉辨证传承实录百例

三十五、心经气阴两虚

【学员诊治】 边某，女，22 岁。2010 年 6 月 18 日初诊：心悸、怵惕十余日。发病前曾胃痞满，服痛泻要方缓解，继之出现上症，其余尚可。心电图正常，服心得安每晚一片。

脉沉弦细数减。舌稍红。

证属：火郁。法宜：清透郁热。方宗：升降散主之。

僵蚕 9g　　蝉蜕 7g　　姜黄 9g　　栀子 7g

豆豉 9g　　干地黄 12g　　炙甘草 7g

【师傅批改】 脉同上，脉沉弦细数减。

若脉沉弦数，诊为郁火，予升降散当属正确。

然脉按之减，则非实证，而是虚证。本案虽数，然按之减，则非实证，乃为虚证。

此脉虽数，不以实热看，反以虚证论。

细乃阴虚，减为气虚、阳虚、血虚？阳虚者，当有寒象；血虚者，欲补血必先补气，此无形生出有形来。所以此案之减诊为气虚，故诊为气阴不足。

病位如何确定？除脉诊按脏腑分部判断外，尚需结合脏腑辨证与经络辨证。本案见心悸、怵惕，乃心经之症，故诊为心经气阴两虚，而予炙甘草汤主之。

证属：心经气阴不足。法宜：益气养阴安神。方宗：炙甘草汤主之。

炙甘草 10g　　党参 12g　　桂枝 10g　　麦冬 12g

干地黄 15g　阿胶 10g　　大枣 6 枚

【学员诊治】2010 年 6 月 21 日诊：上方服 3 剂，心悸、怵惕已轻，尚有轻微头晕、恶心，食欲差，余尚可。脉舌同上。

上诊药后症减，说明辨证施治基本与病相符，故效。上方加炙百合 15g、沙参 15g。7 剂，水煎服。

按：《濒湖脉学》论数脉曰："实宜凉泻虚温补。"同一数脉，若沉取有力者，为实，当用寒凉清泄火热；若虽数然按之无力者，属虚，当用温热之品温补。究竟用寒凉还是用温热，全在脉之沉取有力无力以别之。

三十六、脾肾虚风痰萌（高血压）

【学员诊治】冯某，男，61岁，唐山人。2010年5月7日初诊：头晕痛，头皮发麻，左上肢酸麻胀。手凉，小便时失禁，腰痛，腿肿（++），记忆差，性功能于40岁时已衰。高血压十余年，服寿比山、卡托普利，血压控制在150～160/90～100mg。十年前CT示小脑萎缩。

脉弦濡滑无力，舌尚可。

证属：脾肾虚，风痰萌。法宜：补肾化痰息风。方宗：右归丸加味。

熟地15g	山药15g	山茱萸12g	枸杞12g
当归12g	菟丝子15g	炒杜仲15g	肉桂5g
炮附子12g	党参15g	茯苓15g	半夏12g
白术15g			

【师傅批改】脉弦濡滑无力，无力乃阳气虚，脾肾不足；濡滑主痰湿，弦主风，故证属脾肾虚而风痰萌。

何以诊为肾气虚？因症见阳事早衰，尿失禁，腰痛，手凉，腿肿，皆肾之见症，故诊为肾虚。

何以诊为脾亦虚？因脾为生痰之源，痰湿因脾虚而生，且头晕，乏力，肢凉，腿肿，小便不禁，与脾虚不摄相关联，故诊为脾虚。

何以知有痰湿？因脉濡滑，濡主湿，滑主痰，且头晕、腿肿，皆可见于痰湿盛者。

何以知有内风? 头晕麻、肢麻, 脉弦, 皆风象, 此弦以风解。

故诊为脾肾虚而风痰萌。上方去熟地、山茱萸、山药, 加天麻15g、胆星10g、全蝎9g、蜈蚣10条, 嘱停服西药。

何以去熟地、山药、山茱萸? 因证偏阳虚气虚, 治宜刚不宜柔, 故去之。加息风之品, 搜风剔络治其标。

【学员诊治】2010年6月28日诊: 上方加减共服74剂, 上症已不著, 腿肿(±), 尚感乏力。血压140/80mmHg。脉沉弦濡数, 舌可。

上方加生芪15g, 继服30剂。

连续服药74剂, 在停服全部西药的情况下, 症状基本消除, 且血压维持在140/80mmHg左右, 病情稳定、有效, 惜未追访。

三十七、肝肾阴虚，肝风上扰
（高血压冠心病）

【学员诊治】杨某，女，48岁，唐山人。2010年4月16日初诊：心悸、胸痛已4年，静时缓解。头胀痛，服降压药控制。睡眠差，每日约4小时，左膝痛，双下肢浮肿（±），腰酸痛，便秘多年。高血压10年，血压120/80mmHg（药控）。心电图：ST-T改变。

脉沉弦滑稍数，寸减。舌可。

证属：风痰内扰。法宜：涤痰息风。方宗：半夏天麻白术汤主之。

半夏 12g	茯苓 12g	桂枝 12g
薤白 10g	炮附子 10g	白术 15g
陈皮 10g	生龙牡各 30g	厚朴 12g
升麻 5g	天麻 15g	炙甘草 8g
瓜蒌 10g	菖蒲 10g	泽泻 10g

【师傅批改】脉沉弦滑稍数，舌可。

脉沉弦滑数，乃痰热化风，法当清热化痰息风。

学员予桂附术朴皆辛热温燥，与证不和，故去之。

加胆星、竹茹、天竺黄、黄连清热化痰。

去升麻者，因寸脉不弱，无须升之。本案为痰热阻滞，即使寸弱，亦以清化痰热为务，无须加升麻升提，更何况寸并不弱，故去升麻。

证属：痰热化风。法当：清热化痰息风。

上方去桂枝、附子、川朴、升麻。

改瓜蒌 18g、白术 10g。

加胆星 9g、天竺黄 12g、竹茹 9g、黄连 9g、远志 9g、夜交藤 18g、郁金 9g。

【学员诊治】2010 年 5 月 17 日诊：上方共服 30 剂。症减，快走时胸口尚痛，时一过性头晕，睡眠好转，每日可睡 6 ～ 7 小时，便秘除。腰膝仍痛，下肢肿（++）。彩超示：双侧椎动脉硬化伴供血不足，双颈动脉硬化。心电图 ST-T 改变，血压 140/90mmHg。脉同上。

上方加茯苓皮 30g、车前子 10g、杜仲 10g、川牛膝 10g。

【师傅批改】脉弦细数，舌可。

脉转弦细数，细数乃阴虚阳亢，阴不足，肝失柔而脉弦。

肝风萌动，肝风扰心则心悸胸痛，扰巅则阵晕眩。

故方改三甲复脉，滋水涵木，平肝潜阳息风。

证属：肝肾阴虚，肝风萌动。法宜：滋肝肾，平肝息风。

方宗：三甲复脉主之。

生龙牡 25g	生鳖甲 15g	生龟板 25g	生白芍 15g
干地黄 15g	山茱萸 15g	五味子 6g	炒枣仁 30g
丹皮 12g	僵蚕 15g	地龙 15g	全蝎 10g
蜈蚣 10 条	丹参 18g		

【**学员诊治**】2010 年 6 月 28 日诊：上方共服 30 剂，诸症皆减。现经间出血，10 日未净，量多。血压 144/84mmHg，心电图 ST-T 改变。脉弦濡滑数，舌可。

上方继服 30 剂，水煎服。

【**师傅批改**】经间出血，淋漓不净者，乃肝疏太过，血海不藏。

继予上方柔肝平肝，加乌贼、鱼鳔以止血，亦可加阿胶、炭药等止血。

上方去丹皮、丹参，加乌贼骨 12g、鱼鳔粉 4g（分冲）。

按:寸为阳位，寸弱乃清阳不升。清阳之所以不升，原因可分两类，一类阳气虚馁，无力上升，此时可用益气升阳，升麻可用；一类是邪阻，遏阻气机，清阳不升，当祛邪而清阳自升。二者何以别之？脉实而寸弱者，为邪阻清阳不升；脉不及而寸弱者，为正虚而清阳不升。

三十八、阳气虚弱（冠心病）

【学员诊治】赵某，女，67岁。2010年6月7日初诊：一周前食后突感心中难受，说话无力，心慌，欲吐，头晕，服救心丸缓解。平素心慌、气短、太息、无力，余尚可。冠心病史20年，心电图Ⅰ、Ⅲ、$V_4 \sim V_6$ 呈q波，Ⅲq波 >4mV。

脉弦濡缓无力，舌可。

证：心阳不振。法宜：温振心阳。方宗：桂枝甘草汤加味。

桂枝 12g	炙甘草 10g	红参 10g
茯苓 15g	白术 10g	黄芪 15g
当归 10g	半夏 10g	薤白 10g

【师傅批改】脉诊正确。

本案脉弦濡缓无力，乃心脾肾之阳皆不足，非独心阳虚。

学员桂枝甘草汤加味方，去薤白，加附子。

何以加附子？温心肾之阳。

何以去薤白？仲景用瓜蒌薤白治胸痹，是因痰阻阳郁气滞，用薤白除滞通阳；四逆散中加薤白治大肠气滞之后重。此药用于偏实者，而本案乃虚证，是阳虚而非气滞，药应分清虚实，不应混杂套用，故去之。

证属阳气虚。方中去薤白，加炮附子12g。

【**学员诊治**】2010 年 6 月 28 日诊：上方共服 21 剂，全部症状消失。省一院体检，心电图正常。彩超示左室弛缓，功能减退。脉、舌同上。

上方继服 14 剂。

按：冠心病乃西医病名，其主要症状为胸闷、胸痛、心慌、气短等。而中医学中对胸闷、胸痛、心慌、气短等症的病机有大量论述，凡外感内伤、虚实寒热皆可引发上述诸症，这些论述皆可作为中医治疗冠心病的借鉴，从中得到启悟。冠心病亦如《内经》之论咳，"五脏六腑皆能令人咳，非独肺也。"根据这一经旨来分析冠心病之胸痛诸症，也可以说五脏六腑皆能令胸痛、胸闷、心慌、气短，非独心也。心之病变，有外感内伤、虚实寒热之异；五脏六腑之病变，亦有外感内伤、虚实寒热之别；而且五脏六腑的病变，皆可上干于心，而引发类似冠心病的症状表现，《内经》称此为厥心痛。据这一分析，冠心病的原因甚繁，需灵活辨证，不能仅守几个僵死套路。

此案症虽除，心电图亦恢复，然脉未复，恐再复作。

按说心梗后病理性 Q 波是不会消除的，但确实遇到过几例消失者，以致西医不相信曾有过心梗史。

三十九、肝火犯肺而鼻塞

【学员诊治】唐某，男，40岁。2010年4月30日初诊：鼻塞20年，吸气时鼻凉，余尚可。

脉弦数。舌可。鼻红。

证属：肝火犯肺。方宗：龙胆泻肝汤主之。

胆草6g	栀子12g	黄芩10g	柴胡8g
防风7g	苍耳子10g	辛夷8g	

【师傅批改】脉弦数兼细。

本案脉弦数，鼻塞20年，乃肝火犯肺而鼻窍失灵，治宜清泄肝火，主以龙胆泻肝汤。

上方加生地15g、当归12g、白芷7g。

【学员诊治】2010年5月8日诊：上方共服21剂，鼻塞、吸气鼻冷已除，余尚可。

脉弦舌淡，苔白。

予上方加茯苓15g、白术12g。

【师傅批改】脉弦缓而减。

二诊症减，学员以效不更方，继予前方服之，然脉按之弦缓而减，乃脾虚清阳不升，故转予益气温阳升清。

前后治法迥异，何也？因清泄之后火热消，气虚之象显露，此亦中医之恒动观。

证属：阳气不足，清阳不升。方予：补中益气汤加味。

92

平脉辨证传承实录百例

炮附子 15g　　干姜 8g　　生芪 12g　　党参 15g

茯苓 15g　　白术 12g　　柴胡 8g　　升麻 6g

白芷 6g　　细辛 6g　　炒苍耳子 10g

14 剂，水煎服。

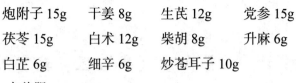

按: 鼻为清窍，又为肺之窍，清窍之通灵需清阳以充养，津液以濡润，二者缺一不可。然津之敷、阳之布是一复杂过程，凡邪阻而不能敷布，或正虚无力敷布者，皆可致鼻窍失聪，二者一实一虚。

四十、心肾阳虚（高血压、病窦综合征）

【学员诊治】张某，男，58岁，南宫人。2010年7月19日初诊：心动过缓，心率43次/分，已20年，无胸闷心慌气短，平素乏力困倦。自觉有气自下上逆，至胃遂聚成一小球，按之则消，余尚可。血压180/80mmHg，服利血平。

脉弦缓减，寸弱。舌淡嫩，苔黑。

证属：心肾阳虚。法宜：温补心肾之阳。方宗：桂甘姜枣麻辛附汤。

炮附子20g	桂枝12g	麻黄6g
细辛6g	红参15g	茯苓15g
白术10g	炙甘草8g	干姜10g

【师傅批改】脉为沉弦迟减，寸弱。

方证同意。

【师傅诊治】2010年8月16日诊：脉沉弦缓。舌同上。

上方共服28剂，精力较前增，无不适。心率60次/分，血压120/80mmHg。利血平已停一个月。上方继服14剂。

按：脉沉弦迟减，寸弱，乃阴寒之脉。血压为何高？乃阳虚阴寒盛也。此阴寒盛，非外入之客寒，乃阳虚所生之内寒。外寒可收引凝泣，内寒亦可收引凝泣。诚如《素问·举痛论》所云，"寒气客于脉外则脉寒，脉寒则缩蜷，缩蜷则脉绌

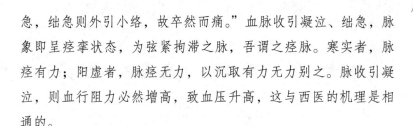

急，绌急则外引小络，故卒然而痛。"血脉收引凝泣、绌急，脉象即呈痉挛状态，为弦紧拘滞之脉，吾谓之痉脉。寒实者，脉痉有力；阳虚者，脉痉无力，以沉取有力无力别之。脉收引凝泣，则血行阻力必然增高，致血压升高，这与西医的机理是相通的。

由此可知，高血压病可由寒邪外客，脉收引凝泣而发；亦可因阳虚内寒而脉收引凝泣引发。本例以桂甘姜枣麻辛附汤温阳散寒，在停降压药的情况下，血压不仅没有反弹，反而因温阳散寒，而脉的"缩蜷、绌急"状态的解除，血压反可降下来。这一重要事实告诉我们，温阳散寒是治疗高血压的一个重要法则。但必须强调，中医治高血压必须辨证论治，并非所有的高血压一概温阳散寒。

通过本案，我们可以得到重要启悟。客寒或内寒可引发高血压，若因寒而引发心之血脉收引凝泣，则呈现胸痛牵背、胸闷憋气等症，此与冠心病等相吻合，予桂枝甘草汤、桂枝去芍药汤、桂枝去芍药加附子汤、真武汤、小青龙加附子汤、苓甘五味姜辛汤、人参汤及桂甘姜枣麻辛附汤等，皆可择而用之。

若寒客胃肠而脉缩蜷绌急，引发腹痛吐利者，可予温阳散寒法；若寒客肾脉而脉缩蜷绌急者，可引发肾血流量减少，出现肾的病变，亦可温阳散寒法治之；若寒客经脉而引起痹痛、胀麻、转筋、痿厥等，亦可温阳散寒以治之；若寒客脉缩蜷绌急，阴阳升降出入乖戾而九窍不利者，可予温阳散寒法治之；若寒客脑之血脉缩蜷绌急，可引发头晕、头痛、眩仆、昏厥等，皆可用温阳散寒法治之。明此理，触类旁通，其用广矣。难怪张子和独重汗吐下三法，曰"三法可以兼众法，无第四法也。"

四十一、肝风鸱张（高血压心脏病）

【学员诊治】李某，女，64岁。2010年6月7日初诊：心悸、气短、头胀痛，目涩，腰痛直不起腰，下肢酸痛，已三年。超声：高血压心脏病表现，左前壁心肌缺血，左室舒张功能减低，二尖瓣返流。心电图大致正常。血压最高200/110mmHg，现服消心痛、硝平地平、卡托普利、美西律等。

脉弦减。舌淡嫩，苔白。

证属：心阳不振，饮邪上凌。方宗：苓桂术甘汤。

炮附子 15g	桂枝 12g	云苓 15g	白术 10g
炙甘草 8g	生晒参 15g	山荣萸 15g	天麻 15g

【师傅批改】脉弦滑且劲。

证属：肝风夹痰。法宜：平肝息风，活血化痰。

生龙牡各 25g	生鳖甲 25g	生龟板 25g	怀牛膝 12g
夏枯草 15g	半夏 10g	胆星 10g	桃红各 12g
赤芍 12g	水蛭 10g	地龙 15g	僵蚕 15g
全蝎 10g	蜈蚣 10条		

【学员诊治】2010年6月1日诊：上方共服14剂。上症均明显减轻，腰尚痛。

血压 125/80mmHg。

上方加炒杜仲 15g、川断 15g。14剂，水煎服。

李士懋 **按：**学员以阳虚饮凌治之，吾予平肝息风、活血化痰治之，虚实判然，区别在于脉诊不同，因而相差悬殊。

辩证法的灵魂是具体问题具体分析，中医辨证论治的灵魂也是具体病症具体分析。辨证论治的最高境界是方无定方，法无定法，一切都要依据每位患者所处的自然、社会环境，患者本身症状体征、既往史、家族史、疾病史，以及西医的诊断、治疗等，综合分析判断。这是一快速分析、排除、肯定的复杂过程，非僵死套路可以代替的。这一复杂的辨证论治过程，核心是脉诊，即平脉辨证，脉无误，证法方药才能无误，才能取得预期疗效。此案学员之误，即误在脉上，脉误，一切皆误。

四十二、阳虚发热

【学员诊治】张某，男，30岁。2010年5月31日初诊：昼热37.5℃±，已半月，至晚8点左右降至正常。发热时无恶寒，身觉乏力，不欲食，咽中窒塞，便可。血象（－）。

脉弦缓寸弱，按之阳弱阴弦。舌可苔白糙。

证属：阳虚发热，下焦阴寒。法宜：益气升清，补火生土。方宗：补中益气汤合四逆汤。

生黄芪 15g	党参 15g	白术 10g
云苓 15g	炙甘草 8g	升麻 6g
柴胡 9g	干姜 6g	炮附子 12g

【师傅批改】脉按之阳弱阴弦，此阳虚阴寒上乘阳位。

虚阳浮动而热。昼则阳行于外而热，夜则阳潜入阴而热消。阳虚阴盛，夹饮痹于二阳而咽塞，阳衰而倦怠无力。

予补中益气合四逆汤，益气温阳。

同意上述证治，改干姜8g，炮附子15g，加苍术10g。

【学员诊治】2010年6月7日诊：上方共服4剂，即刻体温36.6℃，咽塞减轻，尚腰痛。省二院诊为前列腺炎。脉弦濡滑，阳脉弱。舌淡红，苔薄白。

予上方加炒杜仲15g、巴戟天15g、鹿角霜15g。

【师傅批改】脉濡滑阳减。

脉濡滑且诊为前列腺炎，为湿热而改为八正散。

予八正散治之。

（根据后来患者的反馈，三诊又有微热，说明二诊学员仍予前方加益肾之品，处置恰当。吾以脉濡滑且诊为前列腺炎，误以为湿热而改为八正散，致三诊又有微热。脉见滑，本为阳乍复之象，且滑而阳减，仍属虚寒，乃吾落入治前列腺炎用八正散之俗套，致误治。三诊改从学员之诊治，渐安。）

【学员诊治】2010 年 6 月 14 日诊：上方共服 7 剂，体温在 37.1℃ ~ 37.2℃之间，食仍差，咽堵，腰痛。

改用 6 月 7 日之方。

【师傅批改】同意上方。

2010 年 6 月 25 日诊：未再热，胃欠和，咽尚欠利，予六君子汤调理。

按：临床屡有久治不愈者，吾并非怕丑而不选，实是过后仍茫然不知，罗列出来意义不大，倘能吃一堑长一智，明白了误治的原因，尚可汲取教训，或于人有益。此案学员辨治正确，而师傅错了，故改从学员之方，服之得效。

四十三、阳气虚馁（冠心病、脑梗）

【学员诊治】何某，男，52岁。2010年5月24日初诊：左侧肢体欠灵，气短乏力，喑哑，寐差，4小时/日，稍动则身出汗，晨起流涕，大便干。2005年心脏安装支架2个，2009年4月脑梗，2010年4月颈动脉安装支架一个，服辛伐他丁、波立维、尼莫地平、汝南欣康、步长脑心通、阿司匹林等。

脉弦细缓无力寸弱，右无脉（心导管术后）。舌淡胖，苔薄白。

证属：阳气馁弱。法宜：温阳益气。

炮附子15g　　干姜8g　　　桂枝12g　　生芪30g
党参15g　　　云苓15g　　　白术10g　　当归12g
巴戟天15g　　肉苁蓉18g

嘱西药每周减1/3，步长脑心通即停。保留波立维及阿司匹林。

【师傅批改】同意上方，党参可改红参15g。

何以知为阳气馁弱？以脉细无力可知之。

"阳气者，精则养神"，神昌则思维敏捷，肢体矫健。阳不实则四肢乏力懈怠欠遂，阳不上而气短，清窍不利而喑哑，阳不摄津而汗涕，阳不运而便干。

2009年7月26日诊：上方追加至附子50g、黄芪90g，共服56剂。寐与大便已正常，气短乏力减轻，左食、中指较前灵

平脉辨证传承实录百例

活，仍喑哑语言欠利。血压 108/75mmHg。

脉弦迟无力。舌淡嫩。

阳虚未复，仍宗上法治之。

迭进温阳益气之剂，渐有起色，然脉未起，仍需坚持。

四十四、阳虚寒痹

【学员诊治】贾某，男，36岁。2010年8月2日初诊：一年前受凉后颈、肩、背部发凉，以左肩为著，有时双下肢亦凉，足背痛，冬著，着冷著，自觉有凉气走窜，多汗。食、寐可，便调。

脉左沉弦紧减，右沉弦滑，舌稍红苔腻。

证属：阳虚寒痹。法宜：温阳散寒。方宗：桂枝加附子汤主之。

桂枝12g	白芍9g	生姜6片	炙甘草6g
大枣6枚	黄芪12g	葛根15g	防风9g
白术10g	炮附子9g		

【师傅批改】上方改炮附子15g，加麻黄6g。3剂，水煎服。加辅汗三法，取汗。汗透停后服。

【师傅诊治】2010年8月6日诊：药后得汗，仍怕风怕凉，足跟胀，药后口干，余尚可。脉沉弦滑略数减。舌稍红，苔白腻。

证属：湿遏营卫不和。

| 当归15g | 桂枝12g | 白芍12g | 细辛6g |
| 炙甘草8g | 通草7g | 生芪15g | 白术12g |

2010年8月16日诊：上方曾加草豆蔻8g、苍术12g、瞿麦15g，共服21剂。

2010年10月8日诊：肩背凉已轻，四肢已温，口干，小便欠利。右脉沉弦数，左弦细涩（按之不虚）。舌可，苔根腻。目赤，唇红。

右脉沉弦数，左弦细涩。沉弦乃气滞，数乃热郁于内。左弦细涩，然按之不虚，知此弦细涩乃邪遏所致。何邪所遏？弦细涩且症见身冷，苔根厚，当为寒湿所遏，故诊为寒湿外束，热痹大肠经脉，予葛根汤主之。方中麻桂葛苍逐其寒湿，芩军泻其郁热。

何以前为阳虚寒痹，后又热郁大肠经脉？缘于病证之不断运动也。伤寒六经尚有寒化热化两途，何况本证乎。脉变则证变，当谨守病机，不可坠入效不更方之窠臼。

证属：寒湿外束，热痹大肠经脉。法宜：宣透手阳明大肠经郁热。方宗：葛根汤加味。

葛根 15g	麻黄 6g	桂枝 9g
白芍 12g	炙甘草 8g	黄芩 10g
大黄 6g	片姜黄 12g	苍术 10g

2010 年 10 月 15 日诊：上方 7 剂，曾加炙川乌 12g。肩背凉基本消除，现唯觉咽尚有痰，余尚可。

按：受凉而身冷且汗出脉减，只着重阳虚寒痹，予温阳发汗。汗后效果不著，概因忽略了湿阻这一因素。寒痹者当无汗，而本案身凉的同时有多汗，湿邪阻遏气机，营卫不和而汗出，所以出现身凉汗出并见。

治湿痹《金匮要略·痉湿暍篇》云："汗之病不愈者，何也？盖发其汗，汗大出者，但风气去，湿气在，是故不愈也。若治风湿者，但微微似欲汗出者，风湿俱去也。"仲景所言为风湿，而本案乃寒湿。

汗后紧去寒除，然怕风怕凉未除，腻苔未化，湿尚在，故不愈。

分析原因，首方即当重用化湿之品。后诊才加苍术、草豆蔻，增其化湿之力，症渐减。

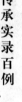

平脉辨证传承实录百例

四十五、阳虚血弱（冠心病）

【学员诊治】王某，女，42岁。2010年9月17日初诊：心慌胸闷5年，缘于2005年流产后生气，出现胸闷心慌，后经常反复，每于生气、说话多时心慌、气短、胸闷、手麻，后头及颈部不适，活动多亦可发作。服安定后发作减轻，食、寐、经、便皆可。多次心电图：T波广泛低平。现服比索洛尔。

脉沉弦。舌淡红略暗，苔薄白。

证属：肝郁。方宗：四逆散主之。

| 柴胡12g | 白芍15g | 枳实10g | 香附15g |
| 川楝子9g | 桂枝10g | 炙甘草6g | |

【师傅批改】脉沉弦细拘减。舌同上。

学员以其脉弦，且有情志不遂史，遂诊为肝郁不舒而胸闷、心慌，予四逆散更加香附、川楝以疏肝解郁，作为气郁实证来治。

然师傅诊其脉，沉弦细拘减。沉为气滞；细为阴血弱；弦拘而无力，乃阳虚寒凝，故诊为阳虚血弱。此即本案之证，这就是以脉定证，亦即平脉辨证，这与仲景《伤寒论》每篇篇首之标题"脉证并治"的经旨是吻合的。脉在证之上，即平脉辨证，治由证立，理法方药相贯。

学员何以诊为肝郁？概因有突出的情志不遂史而发病。病因固然重要，但同一种病因又可引发许多不同的证，因而不能只着眼于诱因，而忽略了辨证。其脉按之减，已然昭示此为虚证，再予四逆散开破行散，致犯虚虚之戒，故予改之。

证属：阳虚血弱。方宗：当归四逆汤主之。

桂枝 12g	炙甘草 10g	白芍 10g	细辛 6g
当归 12g	红参 12g	通草 6g	

【师傅诊治】2010 年 10 月 15 日诊：上方共服 28 剂，胸闷、心慌减轻。头转动时觉头晕、手麻（未拍颈椎片）。血压偏高，服博苏、尼群地平控制，今血压 110/75mmHg。脉沉弦缓滑，舌同前。

证属：风痰。方宗：半夏天麻白术汤。

半夏 12g	天麻 15g	白术 10g	茯苓 15g
陈皮 9g	胆星 10g	菖蒲 9g	枳实 8g
泽泻 15g	全虫 10g	蜈蚣 5 条	

7 剂，水煎服。

二诊由当归四逆一改而为半夏天麻白术汤，何也？因脉已变，故证与治亦随之而变，此即恒动观。

按：中医工作者水平之高低，取决于辨证论治水平之高下。皆云辨证论治，可是究竟怎么辨，却众说纷纭，良莠不分。这好比党领导全国人民，每个历史时期要制定一个总路线。路线错了，革命就受挫折。中医辨证论治也有个总路线，路线对了，事半功倍；路线错了，不仅事倍功半，还可能导致误诊误治。谁是中医总路线的正确代表？毫无疑问是张仲景。我们欲成为疗效高的明医，就要努力领悟仲景的辨证论治方法。其实仲景的总路线就写在《伤寒论》每篇的标题中，如"辨太阳病脉证并治", 核心就是脉证并治。我毕生就是在仲景这一总路线指引下努力践行着, 本案即为例证。

中医的病因学当然要参考直接病因, 但不是决定因素。中医更重视人的体质, 正气。中医的病因是"审证求因", 是根据临床表现辨出来的, 因直接致病因素对人体产生的作用, 要因人的体质而异, 如在同一环境下受寒了, 甲可能表现为太阳病, 乙可能是寒邪直入少阴, 丙素体阳盛, 受寒后就可表现为热盛等。若只着眼于致病诱因, 而忽于辨证, 就可能导致误诊误治, 即如此例。

四十六、脾虚腹痛（胆结石，胆囊炎）

【学员诊治】李某，女，26 岁。2010 年 9 月 12 日初诊：脘腹痛已 10 多年，从日晡至夜痛，凌晨痛除，于阴天下雨痛著，痛重时腹鼓起硬疤，伴热胀感。痛与月经无关，无腹泻。2007 年阑尾手术，发现胆囊息肉。2010 年 4 月 2 日 B 超：胆结石，慢性胆囊炎。

脉沉弦细减。舌嫩齿痕，苔白。

证属：阴阳气血双亏。予黄芪建中汤主之。

> 黄芪 15g　　桂枝 12g　　白芍 30g　　炙甘草 6g
> 饴糖 30 ml　　制香附 7g

【师傅批改】脉沉弦缓滑减。

为何腹痛？脉沉弦缓滑减，沉取减，即为虚证。

本案沉缓而减，当属脾虚；滑为痰，弦为肝郁，故诊为肝郁脾虚夹痰。

脾虚而木郁，气机升降失司，致脘腹胀痛。

何以日晡胀痛凌晨即消？概木为脾虚，脾阳不振，日晡阳始敛，而阴渐盛，故阴盛之时而胀痛。至晨阳升之时，脾得时令之助，肝升，脾暂强而痛消。

阴雨胀痛重者，亦天气变化，阴湿重使然。

学员以黄芪建中汤治之，治无大疵，然该方阴柔酸敛居重，与证并未丝丝入扣。

脾虚夹痰，当以刚燥为主，以脾恶湿也，故加茯苓、白术，以矫芍药之阴柔酸收。

脉弦肝郁者，乃因土虚木不升而郁，非行气、理气所宜，故去香附，而以苓术健脾为主，加柴胡升发以补肝。柴胡入肝且升发，可助肝之升发，亦即补肝，以解肝郁，故加柴胡。

缘何言学员之方阴柔多呢？因学员断其证为阴阳气血双虚，既然有阴虚，故重用芍药甘草。何以知阴虚？因学员诊脉弦细，故曰阴虚。其实师傅所诊之脉缓而非细，并无阴血虚的指征，由于脉诊有误，致定证有误，导致治法方药有误，一连串错误的产生皆由脉误而引起。

证属：肝郁脾虚夹痰。上方去香附，加白术 10g、茯苓 15g、柴胡 8g。

【师傅诊治】2010 年 9 月 24 日诊：服上方 7 剂，近日腹未再痛，已无不适。要求治胆囊息肉及复发性口糜。脉弦细减，舌可。

二诊脉亦细，但此细并不伴有虚热之象，而是细而减，且伴气血不足的症状，故此细不诊为阴虚，而诊为血虚。

方取逍遥散，归芍补肝血，四君健脾益气，柴胡升清阳，半夏燥湿化痰。方中虽有白芍，然无阴柔之嫌，因方以刚燥为主，足可佐白芍之酸收，故不弃。

证属：肝郁脾虚。宗：逍遥散主之。

| 柴胡 8g | 茯苓 12g | 白术 8g | 党参 12g |
| 当归 12g | 白芍 12g | 半夏 8g | |

14 剂，水煎服。

李士懋

按：正虚，包括阴阳气血之虚，究为何虚？

阴虚者，脉当细数，且伴虚热之象。

减为虚，或虚重而无力者，当包括阳虚、气虚，以及血虚。三者脉相似，仅从脉上不易区分。如何分辨属阳虚、或气虚、或血虚？

阳虚者，兼有虚寒之象，如畏寒肢冷，或腹冷背冷等。

气虚者，寒象不著，主要见气虚不足而虚衰之象，如头昏无力、心慌气短、倦怠萎靡等。

血虚者，脉当细，症见头晕、心慌、面色不华、唇甲色淡等，因血虚常兼气虚，故脉细减，或兼阳虚之象。

肝有体用之分，补肝之法亦有体用之别。肝体虚者，当养血滋阴；肝用不足者，或益肝阳，或益肝气，或风药入通于肝，鼓舞肝之春生少阳之气的升发。治肝，逆其性曰泻，顺其性曰补。脾虚肝失升发疏泄而下陷者，风药能鼓舞肝之升发，即曰补。柴胡入肝且升发，可助肝之升发，亦即补肝，以解肝郁。

四十七、阴寒内盛（冠心病）

【学员诊治】刘某，女，60岁，赞皇县人。2010年7月30日初诊：胸闷，心慌，气短，呼吸困难，咳嗽多痰半年。右颈肩至手腕沿心经痛，痛重时有一红线自腕向上延伸至上臂，右上臂有三个较硬之小瘤（神经纤维瘤？），已两年余，需服止痛药及地塞美松疼痛方能缓解。寐差，纳可，便调。心电图ST Ⅱ、Ⅲ、aVF降低，T双向。血压100/70mmHg。双侧肺气肿，冠心病。

脉弦濡数。舌淡红，苔薄白。

证属：阴寒内盛，窃踞阳位。方宗：瓜蒌薤白半夏汤合苓桂术甘汤主之。

茯苓 15g	白术 12g	瓜蒌 15g	薤白 12g
半夏 12g	苍术 10g	桂枝 12g	丝瓜络 12g

【师傅批改】脉沉阳弱阴弦。

本案主要有两组症状：一组是胸痹见症：胸闷，心慌，气短，呼吸困难，咳唾多痰；一组是右颈、肩、臂、腕沿心经痛，痛重时起一红线，臂内有三个硬结。这两组症状是相关联的病症，还是各自独立的两个病症？其病机如何？

吾诊得脉阳弱阴弦，此即《金匮要略·胸痹篇》首条之脉。金匮称阳微，本案称阳弱，其义同。微为浮细无力，浮取而得，弱为沉细无力，沉取而得，皆阳虚之脉，仲景互用。

本案亦阳弱阴弦，其病机与胸痹首条之病机相同，法当温阳解寒凝。初诊，学员着重胸痹，兼顾臂痛，予瓜蒌薤白桂枝汤合苓桂术甘汤。予瓜蒌薤白半夏汤犯"虚虚"之戒，故去之。此概因未能深究仲景之原文，受人云亦云之僵死套路所囿，致犯虚虚之戒。

予加炮附子、党参，扶阳益气，以散上焦之阴寒，加甘草与桂枝相伍，以振心阳，离照当空，阴霾自散。改为苓桂术甘汤加参附汤主之。

（师傅所改是耶，非耶？最终还要以实践来检验。药后症减，说明方证基本相符。）

上方去瓜蒌、薤白、半夏、苍术、丝瓜络，加炮附子12g、党参12g、炙甘草7g。

【学员诊治】2010年8月20日诊：上方共服21剂，诸症已减，偶有胸闷、心慌气短。臂本已不痛，无须再服止痛药。昨因劳累右手腕及手背又肿痛，余尚可。

脉右弦濡滑数寸减，左弦细数。舌淡红，苔白。

证属：湿热浸淫经络兼胆虚，予薛生白《湿热论》第四条方：

海风藤15g	丝瓜络15g	滑石15g	秦艽12g
炒苍耳子8g	黄连8g	威灵仙15g	干地黄15g
瓜蒌15g	地龙15g	桂枝10g	黄芪12g

【师傅批改】脉弦细数。舌可。

学员着眼臂痛，以薛生白《湿热论》第四条方治之。

余诊脉为弦细数，细为阴不足，数为阴虚阳偏胜，弦主肝风。

阴虚不能柔肝而生风，肝风走窜于臂而臂痛；阴不足不能养心而心慌气短，胸闷。

方予养阴柔肝，息风通经。

我把心经的一组症状与臂痛的一组症状看成是相关的症状，而不看成是两个病证。

《内经》中早已记载了心病与臂痛的关系，如《素问·脏气法时论》曰："心病者，胸中痛，胁支满，胁下痛，膺背肩胛间痛，两臂内痛。"《素问·气交变大论》亦云："甚则胸中痛，胁支满胁痛，膺痛肩胛间痛，两臂内痛。"西医的心绞痛亦可引起左侧颈肩痛、臂内痛。其痛在左臂，而本案左臂不痛，反痛在右臂内侧，此亦心经痛。肝风扰心窜于经络，可窜于两臂，可窜于左臂，亦可单独窜于右臂，因而把两组症状看成同一病机，皆以同法同方治之。

证属：阴血不足，肝风走窜。

生白芍 18g　　炙甘草 9g　　二地各 12g　　山茱萸 12g

乌梅 7g　　　木瓜 12g　　地龙 12g　　　首乌藤 18g

桂枝 9g　　　丹皮 10g　　知母 5g

2010 年 9 月 10 日诊：上方加减，共服 21 剂。胸闷气短、呼吸困难、咯痰已不著，臂痛亦轻。上方加全虫、蜈蚣，继服 7 剂。

按：阳微阴弦乃上焦阳虚，下焦之阴寒反窃踞阳位，致胸痹疼痛。此乃虚寒证，法当温阳解寒凝，反屡见云当以瓜蒌薤白白酒汤主之，我认为不妥。

瓜蒌薤白白酒汤之病机非阳虚阴寒上乘，乃是痰阻胸阳，而见"喘息咳唾，胸背痛，短气"等症，当属痰阻之证。瓜蒌甘寒，清热化痰，宽胸散结，润肠通便，可涤胸中之痰热，为君；薤白辛温，通阳散结，行气导滞，以散胸阳痹阻之郁结，为臣；白酒，辛以开痹，为佐使。此方之方义为涤痰宽胸通痹之剂，乃泻实之方，非补虚之剂，故此方与胸痹首条之病机不符。

瓜蒌薤白白酒汤之脉当作何解？首先"寸口脉沉而迟，关上小紧数"之迟数，俗皆以至数论，曰三至为迟，六至为数，余曰非也。皆知脉的搏动由心搏而起，心搏的次数在脉率上，寸关尺应一致，不可能寸口跳三次，关上跳六次。而且，中医诊脉讲的是脉"象"，而不是数脉率，脉之来去促急者即为数，来去徐慢者为迟。以脉象来解寸迟关数，就可以解释了。痰阻胸阳而胸痹，胸中气机郁滞而寸沉、脉迟。胸中郁滞，阳不得上达而郁于下，气郁化热，而热属阳，主动，故关脉迫急而为数；但又有气滞，气血不得畅达，故尔脉小紧数，遂成"寸口脉沉而迟，关上小紧数"之脉。此脉所反映的病机为痰阻而上焦气滞，热郁于中，与瓜蒌薤白白酒汤之方义相吻合。

何以一诊温阳，二诊转而益阴？或为素体使然，阳虚除而阴虚之本现；或首方药辛热而伤阴。不论因何而变，但医者应谨守病机，脉变则证变，证变则方药随之而变，不可不察病机，而盲目遵循效不更方之俗套，反功亏一篑。养阴对不对？仍依实践来检验，服后尚好，说明基本正确。这就是中医的恒动观，事物没有静止的，都是在不停地运动中，看病也是如此。

四十八、脾肾两虚，虚风内动

【学员诊治】陈某，女，62岁。2010年5月24日初诊：双手颤抖已半年，重时不能持物，左上臂内侧筋痛，活动受限，头昏心慌，心慌时面通红。血压120/65mmHg，服尼莫地平、心脑宁通、鱼肝油等。

脉缓无力，寸浮尺弦。舌尖稍左歪。

证属：肾虚阳浮。宗：右归饮主之。

熟地15g	山茱萸12g	枸杞10g	当归10g
菟丝子10g	山药15g	杜仲12g	怀牛膝9g
生龙牡各25g	肉桂5g	炮附子10g	

【师傅批改】脉缓无力，寸浮尺弱。

予上方加龟板20g、鳖甲20g、阿胶15g、天麻12g、全虫7g、蜈蚣7条。

【学员诊治】2010年6月11日诊：上方共服7剂，手抖、心慌、头昏沉、臂内侧痛减轻，伸展时臂外侧痛。后背每天发热一次，约一分钟即缓解。

上方加巴戟天12g、肉苁蓉12g、生芪12g。7剂，水煎服。

按：此案虽亦见效，但细想起来却有瑕疵。

脉缓无力，当为脾气虚。

尺弦，当为肾寒。《金匮要略·虚劳篇》云：弦则为减，弦则为寒。弦为阳中之阴脉，阳失温煦而脉弦。

寸脉为什么浮？寸浮原因不外两端，一则火热上攻而浮，一则虚阳浮越而浮，二者一虚一实。此案脉浮且面红，阴脉弦，当为肾寒而虚阳上浮，主以右归饮，与病机尚属契合。

但还有脉缓无力脾气虚，这是与肾寒并见的另一病机。土虚不能制阴火，则阴火上冲而寸浮、面红、背热。

此案的治疗，当补肾的同时，尚应健脾益气以制阴火。然吾之处方重于肾而略于脾，此即本案之瑕疵。

二诊时虽加黄芪 12g，力显单薄，应予补中益气或四君子汤与右归合用，方较周匝。其手颤抖者乃虚风内旋，若此方改用可保立苏汤，当亦可。

四十九、肝经郁火（冠心病）

【学员诊治】王某，女，50岁，南皮县人。2010年4月2日初诊：头懵、胸闷，右耳重听，颈项不适，便溏日四五次，余尚可。心电图T：Ⅱ、Ⅲ、aVF、$V_4 \sim V_6$低平，颈椎骨质增生。

脉右沉弦寸弱，左沉弦细。舌淡红，苔薄白。

证属：脾虚肝郁，清阳不升。方宗：补中益气汤加减。

生芪15g	党参12g	茯苓15g
柴胡10g	升麻6g	当归15g
白芍12g	葛根20g	蔓荆子15g

【师傅批改】脉沉弦滑有力，舌红苔薄白。

本案脉实，断然诊为实证，予泻青丸透泄肝经郁火。

便溏日四五次，尚用大黄否？可用。因此便溏乃郁火下迫使然，泻其火便自调，用诸风药者，在辛以解郁，透达郁热。

证属：肝经郁火。方宗：泻青丸主之。

龙胆草6g	栀子10g	黄芩10g
川军4g	生地12g	柴胡9g
防风7g	羌活10g	川芎7g

14剂，水煎服。

【师傅诊治】2010年4月23日诊：头已不懵，胸微沉闷，精力不足，夜尿已少，便已成形，尚耳背，背沉。腹背及下肢散在数个痰核，已十余年，余尚可。

脉沉弦滑数，仍属肝经郁热。

上方去大黄，加连翘 15g、僵蚕 12g、姜黄 10g、丹参 15g。
14 剂，水煎服。

按： 师生诊脉不同。一虚一实，致证治方药皆不同。

虚实主要在于脉之沉取有力无力，似乎脉之有力无力那还
不好摸吗？典型的，固然好摸，但不典型的，却难以遽断，需
反复诊脉，并结合望闻问的蛛丝马迹，认真辨析，方能明白属
实属虚。

也有最终没分清虚实者，不得已，亦可采用试验疗法，小
剂多服，再观察反应，以证其虚实。这不是拿病人做试验吗？
非也，从一定角度来说，中医的每次诊治都是在做实验，是从
病人健康出发，与不顾病人健康的那种拿人做试验有本质的区
别。纵使医圣仲景，也有试验疗法的先例，如该用大承气，怕
判断不够确切，先用小承气试之，转矢气者才用大承气，这也
是试验疗法。

五十、尿频遗精

【学员诊治】牛某，男，72 岁。2010 年 4 月 23 日初诊：尿频两年，无尿急淋沥；白天遗精一年，无感觉自遗；伴头昏、走路不稳，嗜睡，平素稍热即睁不开眼。纳可，便调。高血压，药控，即刻 130/90 mmHg。

脉右濡滑无力，左沉弦无力。舌红苔白。面红。

证属：阳虚湿阻，虚阳浮动。方宗：桂枝加龙骨牡蛎汤合固肾之品。

生龙牡各 20g	败龟板 20g	桂枝 12g	白芍 12g
炙甘草 10g	茯苓 15g	白术 10g	山茱萸 12g
山药 10g	芡实 12g	炮附子 10g	

【师傅诊治】诊其脉沉弦滑。

首诊，学员诊其脉沉而无力，以虚证治之，予桂枝加龙牡汤合以益肾固涩之品。

余诊其脉弦滑并不虚，故诊为肝胆湿热，属实证而非虚证，自然判若两途。虚实之要，在于脉之沉取有力无力。

以脉定证，证属肝胆湿热，则诸症如何解释？肾司二阴，肾虚不固可尿频遗精，肝胆湿热，疏泄太过，肾亦失封藏之职而尿频遗精。其头昏、目畏光热者，湿热上蒸也；走路不稳者，乃风动之象，因肝胆热盛，肝风欲萌也；嗜睡者，乃湿热蒙蔽也。其舌红苔白者，湿热上熏也。

据肝胆湿热这一病机，诸症及舌都可得到合理解释，则此病就算看懂了。

（且药后尿频遗精皆减，说明主观判断与客观实践基本相符。）

证属：肝胆湿热，予龙胆泻肝汤，清利肝胆湿热。

胆草 5g	栀子 10g	黄芩 10g
川木通 7g	车前子 12g	泽泻 10g
云苓 15g	黄柏 6g	琥珀粉 2g（分冲）

2010 年 6 月 11 日诊：上方共服 14 剂，曾加刺猬皮粉，每次一匙，日 2 次，遗精、尿频皆已减轻。尚头昏，困倦，目糊，走路欠稳。脉沉缓滑减，两寸弱。舌老红，苔白少。

脉减且寸弱，乃脾气虚清阳不升，则尿频遗精之病机，亦转为上虚不能制下所致。

此案缓滑减而寸弱，乃脾肺气虚，不能制下，故予补中益气主之。

证属：脾虚夹痰，清阳不升，上虚不能制下。方宜：补中益气汤合二陈汤主之。

党参 12g	生芪 12g	茯苓 15g	白术 10g
半夏 10g	炙甘草 7g	当归 12g	升麻 6g
柴胡 8g	白果 10g		

7 剂，水煎服。

另，鱼膘粉 28g，分 14 次冲服，一日 2 次。

亨士穆 **按**：上虚不能制下，见于《金匮要略·肺痿》，"肺痿吐涎沫而不咳者，其人不渴，必遗尿小便数。所以然者，以上虚不能制下故也。"肺主气，治节出焉。本案今见脾虚清阳不升，肺气亦虚，制节无权，封藏不固而尿频遗精，法当补上固下。

上虚不能制下，当广其义，非独指肺而言。心亦为上，君火不明，相火不位，肾亦失封藏。脾虽居中，然对肾而言亦为上，脾虚则土不制水，不仅水泛，亦可相火妄动而肾失封藏。肝虽与肾乙癸同源，同居于下，然疏泄太过肾亦失封藏。可见尿频、遗精原因甚多，当以脉诊别之。脉变则证亦变，治亦变。

五十一、寒痹于上，阴亏于下（亚甲炎）

【学员诊治】马某，女，58岁。2010年6月21日初诊：间断发热、咽痛半个月，开始每天下午6点左右出现发热，伴恶寒，严重时寒战一次。当时测体温38.9℃，伴胸闷、呕吐、心悸。于和平医院诊为"亚甲炎"。曾服头孢、扶他林等，仍间断发热。Ⅱ型糖尿病史5年，目前用诺和灵、格列齐特等。

脉沉弦滑数略细。舌红，光剥。

证属：火郁阴虚。法宜：透达郁热佐以养阴。方宗：升降散主之。

僵蚕 10g	蝉蜕 7g	姜黄 9g	大黄 3g
连翘 15g	栀子 7g	豆豉 9g	黄芩 9g
生地 12g	甘草 6g		

【师傅批改】脉弦拘尺弱。舌红绛而光。

初诊学员据脉沉弦滑细数，诊为热郁阴虚，予升降散加生地，本无大疵。

然吾诊其脉，阳拘尺弱，舌光绛。其脉阳拘，知为寒束于上；尺弱，乃真阴亏。若阴亏阳旺者，脉当细数或尺旺，见五心烦热、骨蒸潮热等症，当滋阴潜阳；此真阴亏，乃阴阳两虚，脉弱，故不现五心烦热、骨蒸潮热等象。

阳拘乃寒束于上，致恶寒发热。阴脉弱及舌光绛，真阴不足的诊断可成立，故予理阴煎，温补真阴。这一大法同于阴虚外感者，医者习用加减葳蕤汤等，而本案则用麻黄附子细辛汤合理阴煎，其意在于扶正散寒托邪外达。

何以多于傍晚6点而热？酉时阳气入阴，本阴不制阳，而酉时行于外之阳又入于阴，阳胜而热。何以恶寒？卫阳既已入里，外失阳护而恶寒，于是寒热并作。

证属：寒痹于上，阴亏于下。法宜：散寒温补真阴。方宗：麻黄附子细辛汤合理阴煎。

熟地 30g	山茱萸 18g	当归 12g	炮姜 5g
肉桂 5g	炮附子 12g	麻黄 6g	细辛 6g

3剂，水煎服。

【**学员诊治**】2010年6月25日诊：药后热退，仍有咽痛，吞咽不利，晨起多痰，余尚可。脉弦细数减，舌红绛光。

寒散，真阴未复。上方去麻辛附，7剂，水煎服。

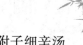

按： 理阴煎出于《景岳全书》，曰："此方通治真阴虚弱胀满，呕哕，痰饮，恶心，吐泻，腹痛，妇人经迟白带等症。凡真阴不足，素多劳倦之辈，因而忽感寒邪，不能解散，或者发热，或头身疼痛，或面赤舌焦，或虽渴而不喜冷饮，或背心肢体畏寒，但脉见无力者，悉是假热之证，若用寒凉攻之必死，宜速用此汤照后加减，以温补阴分，托散表邪，连进数服，使阴气渐充，则汗从阴达，而寒邪不攻自散，此最切于时用者也，神效不可尽述。"吾不避引文之冗长，在于引起同仁对此方的重视。温补真阴以托邪，使汗从阴达，乃开虚人外感又一法门。

吾大约七十以后，才反复揣摩，渐用此方，确实取得意想不到的疗效。

麻黄附子细辛汤，乃少阴阳虚感寒；景岳之理阴煎，乃少阴真阴不足而感寒，故温补阴分托散表邪。方中重用熟地大补真阴，当归养血；干姜温补中阳，以振生化之源；加肉桂者，阳生阴长也。

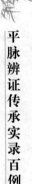

五十二、阴寒上乘阳位

【学员诊治】焦某，男，44 岁。2010 年 7 月 26 日初诊：头懵已四五年，上午著，下午轻，睡多则懵重，后背如石压，凉则小腹胀，身窜痒，便溏日两三次。

脉沉弦滑数。舌红少苔。唇暗，面暗。

证属：痰热内蕴。方宗：黄连温胆汤加味。

黄连 10g	陈皮 10g	半夏 10g	云苓 15g
胆星 10g	枳实 10g	竹茹 10g	菖蒲 10g
丹参 30g	僵蚕 15g	白蒺藜 15g	天麻 15g
地龙 15g	荆芥 6g	白鲜皮 15g	

【师傅批改】脉弦滑数，按之阳减阴弦。舌红少苔。

证属：阳虚阴寒上乘。法宜：温阳以消阴翳。方宗：四逆合苓桂术甘汤主之。

| 炮附子 12g | 干姜 7g | 桂枝 12g | 茯苓 15g |
| 白术 10g | 红参 12g | 葛根 15g | |

【学员诊治】2010 年 8 月 16 日诊：迭经三诊，曾加川芎 8g、当归 12g、升麻 7g、柴胡 9g、生芪 15g、桃红各 12g，附子改 18g，共服 18 剂。头已不懵，身痒及背沉亦轻，便调。

上方继予 14 剂。

按：同一病症，学员用清热化痰法，吾用温阳升清法，为何两方迥异？

关键在脉诊不同，脉确为弦滑数，用黄连温胆汤并无大疵。

然沉取脉阳减阴弦，这是阳虚而阴寒上乘之脉。《金匮要略·胸痹篇》即有此脉，曰："阳微阴弦，即胸痹而痛。"属阳虚，阴寒上乘之虚寒证，予四逆温阳，理中与苓桂术甘培土以制厥气之上犯。

头为诸阳之会，阴盛阳不上达而头懵。睡多而重者，阳不运而懵重。上午重者，上午本阳旺升发之时，阳虚不能当令，阴寒上乘而重。何以下午轻？本属里之虚寒，午后阳渐入阴，阳既入，阴寒稍轻则头亦轻。

何以痒？学员以荆芥、白鲜皮疏风止痒。痒有虚实之分，外风客于肌肤可痒，当疏风止痒；然里虚营卫不行者亦可痒，当扶正，营卫通，痒自止。本案未用疏风之品，唯扶正而痒自消。

通过此案，再一次证实诊脉当以沉候为准，因沉为本，沉为根。

五十三、痰瘀互结化风（高血压）

【学员诊治】张某，女，46 岁。2010 年 7 月 26 日初诊：发现高血压 5 年，最高 160/120mmHg，目前服施慧达，即刻血压 130/95mmHg。颈背强酸，偶头晕痛乏力，余尚可。

脉沉弦数，尺略减。舌嫩红，齿痕，苔薄黄。

证治未写。

天麻 15g	钩藤 12g	石决明 18g	黄芩 9g
栀子 7g	杜仲 10g	怀牛膝 12g	益母草 10g
夏枯草 15g	葛根 12g	炙甘草 6g	

【师傅批改】脉沉弦滑数，尺涩减。

脉沉弦滑数，尺涩减。沉主气滞，滑主痰，数为热，故诊为痰热互结。

脉何以弦？弦有常脉病脉，病脉之弦有太过不及之分，又有兼夹之异，病位之殊，亦颇复杂。弦主肝胆、主郁、主惊、主疟、主饮、主风等。本案之弦究竟主什么？

症是头晕痛，项背强，见风的特征。但无外感病史及恶寒发热等象，知非外风，乃内风使然，且脉沉滑数，故此案之弦当属内风，乃痰热化风。尺涩减者，减为不及，涩缘精血虚（惜初诊未重视尺脉的变化，着重于清热化痰息风）。

上方加半夏 10g、胆星 12g、桃红各 12g、全蝎 10g、蜈蚣 10 条。

127

【师傅诊治】上药 7 剂，药后精力见增，项背强，其他无不适。脉沉涩，右寸如豆。舌嫩红，齿痕，苔少。

痰热见挫，而虚象显露，脉转沉涩寸如豆。涩为精血不足，寸如豆，乃阳升于上，有力者为实热，当清泄；无力者乃虚阳上浮。虚阳上浮，亦有阴阳气血虚之异，本案脉涩乃精血虚，是故寸之浮如豆，乃精血虚而阳浮。

故法当益肾潜阳。

证属：精血不足，虚阳浮动。法宜：补肾益精血，潜敛浮阳。方宗：地黄饮子合三甲复脉主之。

熟地 15g	山茱萸 15g	麦冬 12g	五味子 6g
远志 9g	茯苓 15g	肉苁蓉 12g	巴戟天 12g
鹿角胶 15g	生龙牡各 25g	生龟板 25g	全蝎 10g
蜈蚣 10 条			

2010 年 8 月 16 日诊：上方加减，共服 14 剂。项背强已轻，偶有头不适，余尚可。

已停降压药一个月，即刻血压 110/80mmHg。脉右沉滑，左脉减，右寸已平，舌淡红苔白少。

上诊诊治对还是错？当以实践来检验。病人症已不著，尤其在停降压药一个月后，血压 110/80mmHg，应该说是临床显效。为什么不言痊愈？因高血压需终生服降压药，且无痊愈标准，我们也无长期追踪随访，不能称为痊愈。

本诊脉沉滑左减，沉滑痰郁，左减肝虚。

肝有阴阳气血，究为何虚？肝阴虚者，脉当细数，伴虚热或肝阳上亢之症；肝阳虚者，除见升发疏泄不及的表现外，尚伴寒象；肝气虚者，伴倭弱倦怠、升发疏泄不及之象；肝血虚者，因血虚常兼气虚、阳虚之象，脉当细而无力，以及不荣、

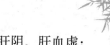

不华之象。本案所云之肝虚，脉并不细，可排除肝阴、肝血虚；寒象不著，可排除肝阳虚，故诊为肝气虚。

肝虚夹痰，以逍遥散补肝实脾解郁，以二陈健脾化痰。

证：肝虚夹痰。方宗：逍遥散合二陈汤加味。

柴胡 8g	当归 12g	白芍 12g	茯苓 15g
白术 10g	党参 12g	生芪 12g	陈皮 9g
半夏 10g	天麻 15g		

14 剂，水煎服。

按：高血压乃西医诊断，但中医辨证则寒热虚实皆有，并无一定的证型。而且，病在不断地变，治疗后证也在不断地变，若想以一方包治高血压，或拟出三法五法来治高血压，无疑刻舟求剑。若不明中医临床这种整体思维和恒动观，就难以理解本案，三诊三变，仿佛东一榔头西一棒槌。是也？非也？判断标准有两条：一为是否有理有据，二为是否经得起实践检验。

长期以来，不少人所谓的"中医科研"，多数是订一个方子治西医的某一病，又是随机对照，又是动物实验、临床研究、统计分析等，几年下来，发表论文若干篇，成为科研成果或获奖，还可以桂冠满头，名利双收，可是我总觉得这无助于中医辨证论治水平的提高，但我带硕士、博士的时候，也不得不搞这一套，明知有些科研价值不大，却也在违心地搞，否则让学子们终生白丁，又于心不甘。中医科研，应遵循中医固有规律搞。

五十四、阴虚肝旺（心律不齐）

> **【学员诊治】**麻某，女，21岁。2010年5月7日初诊：胸痛、胸闷、心慌5天，饥时加重，乏力，月经延后半月，量少。食、寐可，便调。心电图：窦性心律不齐。
>
> 脉沉弦细数结。舌嫩红，苔薄。
>
> 证属：肝郁血虚。予：逍遥散主之。
>
> | | | | |
> |---|---|---|---|
> | 柴胡 12g | 当归 15g | 白芍 12g | 茯苓 15g |
> | 白术 10g | 党参 12g | 生芪 15g | 麦冬 12g |

【师傅批改】本案脉弦细数并无减象，此细数当为肝阴虚阳偏亢，弦者乃肝失柔而风萌动。肝体阴而用阳，肝阴虚而肝用亢，此即本虚标实，其本为虚，而所表现出来的症状却是亢盛之实象，故称本虚标实。

本虚标实者又与真虚假实者有别。本虚标实者，要扶本而兼顾其标实，如本案之阴虚肝亢，既要滋阴治其本，又要亢者抑之，以"三甲"潜镇以平之。

而真虚假实者，如精血亏而便结，当滋阴血以润肠，方如"济川煎"等，不可因便结而加硝黄枳朴。

当然，本虚标实与真虚假实又与虚实相兼者不同，辨识不清，则差之毫厘，失之千里。辨证论治当精细入微，丝丝入扣，切忌嬉嬉，以为差不多而孟浪。且看仲景之辨证论治，药物相同，仅药量加减即成另一方证，后世能精细入微至此者，能有几人。

方改三甲复脉主之。

生龙牡各 15g　生鳖甲 15g　生龟板 15g　生地黄 15g

生白芍 15g　　阿胶 10g　　麦冬 12g　　炙甘草 10g

【学员诊治】2010 年 5 月 21 日诊：上方共服 14 剂，胸闷痛已除，偶有心慌，注意力不够集中，余尚可。脉沉弦细数。舌嫩红，苔薄白。

上方加黄连 6g。

【师傅批改】脉弦细数，沉取阳无力而尺动数。

脉弦细数，沉则阳减而尺动数，尺之动数，乃阴虚不能制阳而相火妄动，虽阴虚相火动，然相火仅旺于下，未至升浮于上而头汗、面如妆、心中憺憺大动、阳脉浮大等，故仍予三甲复脉主之。

阳脉细数而减，症见心慌，细为阴弱，减为气虚，故上为心之气阴两虚，予生脉散合百合地黄汤治之。

证属：肾水亏相火动于下，心之气阴两虚。法宜：滋水潜阳，益心气养心阴。方宗：生脉散合三甲复脉加减。

寸冬 12g　　生晒参 12g　　五味子 6g　　炙百合 15g

二地各 12g　生龙牡各 15g　败龟板 15g　炙鳖甲 15g

【师傅诊治】症已除，脉弦细数，沉取阳弱尺脉动。舌嫩红，苔少。

症虽除而脉未复，故加炙黄芪、炙甘草益心气，缓其急。

上方加炙黄芪 12g、炙甘草 9g。7 剂，水煎服。

李士懋　**按：**本非大症，且病仅 5 日，轻剂调理即可，何以用三甲复脉、生脉饮等治重症之方，且累治愈月未平？缘于脉象使然。症虽轻而脉不轻，亦应举轻若重，故治之颇费思量，不可因其轻而忽之。

初诊脉沉弦细数结，予逍遥散当亦可，何以改用三甲复脉加减？

逍遥散为治脾虚、血虚、肝郁之方，苍术健脾，不仅知肝传脾，当先实脾，且健脾以助生化，淫精于肝。归芍养血补肝之体，益肝之用，柴胡、薄荷升发补肝以解肝郁，其脉虽弦细当按之减。而本案脉弦细数并无减象。

五十五、肝肾阴虚，肝风内动
（腰椎退行性变）

【学员诊治】张某，女，75 岁。2010 年 5 月 7 日初诊：双下肢走路费力 4 年，加重伴语言不利 4 天。表情呆滞，反应迟钝，手颤。尿频遗尿 4 年，余尚可。2009 年 4 月 14 日 MRI：腰椎退行性变，椎间盘膨出，椎管狭窄，骶管囊肿。

脉沉弦滑，寸旺，舌淡苔白。

证属：阴虚阳浮夹痰。方予：三甲复脉合温胆汤。

生龙牡各 18g	生龟板 18g	生鳖甲 18g
生地黄 15g	生白芍 15g	山茱萸 15g
阿胶 10g	胆星 12g	瓜蒌 15g
竹茹 10g	茯苓 15g	全虫 10g
蜈蚣 10 条		

【师傅批改】脉弦滑且劲，舌嫩红。

脉弦且劲，乃肝风萌动。滑者夹痰也。

手颤、言謇、肢体不遂，亦风动之象。

腰痛、尿频遗溺皆肾虚之象。

水不涵木而风动，故以三甲复脉加巴戟天、肉苁蓉以滋肝肾，加蜈蚣、全虫以平肝潜阳息风。

滑者夹痰也，故加竹茹、瓜蒌、胆星以化痰。

证属：肝肾虚而肝风内动。方宗：三甲复脉佐以化痰。

上方加巴戟天 12g、肉苁蓉 12g、熟地 15g，去生地。

【学员诊治】2010 年 6 月 11 日诊：上方共服 28 剂，精神语言好转，且喜活动，遗尿已少，十多日未尿裤子。腰痛、手颤未减，夜间头痛，便略干。脉弦滑，舌淡红，苔白。

连服 28 剂，脉之劲象已缓，说明肝风渐息；遗尿已少，说明肾气渐充。原方加减继服，上方加炒杜仲 15g、鹿角霜 12g，14 剂，水煎服。惜未再诊。

五十六、清阳不升鼻塞（鼻窦炎）

【学员诊治】张某，女，23 岁。2010 年 5 月 14 日初诊：间断鼻塞近 10 年，并时有鼻过度通气感，诊为鼻窦炎。咽干，时咽痛，流涕，头懵，眼胀，平素气短乏力，易感冒，时左胁痛，经前乳胀，经量少，排便无力，时便秘，其他正常。

脉沉弦略数。舌稍胖，齿痕。

证属：肝郁伏热，清阳不升。法宜：疏肝泻火，升发清阳。方宗：升降散合泻青丸加减。

柴胡 9g	胆草 7g	栀子 9g	白芍 10g
僵蚕 9g	蝉蜕 7g	姜黄 9g	大黄 3g
枳壳 7g	升麻 6g	白芷 7g	
辛夷 10g	生甘草 6g		

【师傅批改】本案的症状可分两组：一组是气虚的表现，见气短、乏力、易感冒、排便无力、舌胖等。一组是肝郁清阳不升的表现，见时左胁痛、乳胀、经量少、脉沉弦；清阳不升见鼻塞、头懵、咽干痛等。脉沉弦数，为肝郁内夹伏热。

学员诊为肝郁伏热，清阳不升，辨证正确，但用药开破、清泄稍过。因本案毕竟有气短乏力等虚象，虽有肝郁伏热，宜轻不宜重，故吾改用小柴胡汤主之，疏肝升清泄热。

以小柴胡汤主之。

柴胡 12g	党参 12g	黄芩 9g	半夏 10g

生姜 3 片　　大枣 6 枚　　　炙甘草 6g

辛夷 10g　　白芷 7g

2010 年 5 月 21 日诊：上方服 7 剂，药后咽干、鼻干痛、鼻塞均减。昨起风疹。

上诊药后诸症得减，说明方与证尚合。本诊起风疹，缘于平素气虚风邪易入，予荆芥，可去血分之伏风。

上方加荆芥 6g。7 剂，水煎服。

五十七、阴虚阳亢化风（高血压）

【学员诊治】杨某，女，59岁，唐山市人。2010年4月2日初诊：头憷头痛项强，心慌气短，动则著，眼痛，视物模糊，目如冒火，入睡难，每日约4小时，胃不适，腰痛，精力不济，腿沉，左小指及无名指经常麻，二便可。高血压10年，即刻血压190/100mmHg，服乐贝莎坦、卡托普利、寿比山、施慧达。心电图：多源性早搏，室早成对或三联律，ST–T改变。

脉滑尺沉。舌嫩红齿痕，苔薄白。

证属：痰饮内蕴化风。方用：半夏天麻白术汤合瓜蒌薤白白酒汤加减。

| 茯苓 15g | 泽泻 15g | 桂枝 12g | 半夏 10g |
| 天麻 15g | 白术 12g | 瓜蒌 15g | 薤白 12g |

【师傅批改】脉浮弦尺弱。舌嫩绛齿痕，苔少。

上症，学员诊脉滑尺沉，滑主痰，因而从痰论治，胸痹诸症用瓜蒌薤白剂；头颈强痛、手麻等风症，以半夏天麻白术汤主之。

然吾诊其脉，浮弦尺弱，舌嫩绛无苔，诊为阴虚阳亢化风。浮乃阳浮，弦为风动。阳为何浮？尺弱舌绛无苔，且目如冒火，当属阴虚不能制阳，阳亢而化风。证已明，然诸症应作何解？风阳扰上则头项强痛，目如火；风阳扰心则不寐，心中憷憷；风阳走窜经络而手麻。诸症以此病机都可得到合理的解释，可以说该病看明白了，故径予三甲复脉主之。

证属：阴虚阳亢化风。法宜：滋阴潜阳，平肝息风。方宗：三甲复脉加味。

生龙牡各 20g	生龟板 20g	生鳖甲 20g
山茱萸 18g	生白芍 15g	五味子 6g
熟地 18g	阿胶 15g	炒枣仁 30g
怀牛膝 12g	地龙 15g	全蝎 10g
蜈蚣 15 条		

【学员诊治】2010 年 6 月 28 日诊：上方加减共服 74 剂。降压药仅偶服半片施慧达，其他已全停。眼冒火、疼痛、手麻除，睡眠可，精力皆增。血压高时偶头痛，尚有早搏。刷牙时牙龈出血，全牙松，本月始出虚汗，胃欠和，余尚可。即刻血压 160/90mmHg（坐夜车来诊）。脉弦缓滑。

上方加胆星 10g、半夏 10g、竹茹 10g、天麻 15g。

30 剂，水煎服。本案是在基本停用降压药的情况下，独用中药治疗，血压虽未降至正常，然已明显下降，且脉转缓滑，阴阳已渐和调，应说有效。

按：三甲复脉汤为《温病条辨》之名方，治温病后期肝肾阴伤、痉厥并见，且心中憺憺大动者。加减复脉汤由《伤寒论》炙甘草汤（又名复脉汤）演化而来；三甲复脉汤又由加减复脉汤演化而来；大小定风珠方又由三甲复脉演化而来，吴瑭补仲景之未备，发展了仲景学说，这真正是"发皇古义出新说"的楷模，这才叫对中医学的发展。继承发扬中医学已提倡

138

了几十年，但如何发扬，道路、方法问题并未彻底解决。中西医是两种不同的科学体系，以西医的方法来研究中医，很难说对中医发展有何裨益。吴瑭的道路是发展中医学的正确道路！

三甲复脉汤虽为温病之名方，余在杂病中屡用之。其脉是弦细数而痉者用之，阳脉浮弦而尺细数者用之，阳浮虚而尺细数者亦用之。若尺细无力或细数无力者，加温肾填精之品，如巴戟天、肉苁蓉，或仙茅、锁阳、鹿角胶、鹿茸、紫河车等；若兼寒象，桂附亦用，取阳生阴长之意。

五十八、痤疿，寒束热郁

【学员诊治】田某，女，20岁。2010年8月2日初诊：面背痤疮色红，已一年半，动易汗出，被风又冷，日晒则皮肤瘙痒，曾用粉刺露等无效。其他尚可。

脉沉拘细数减。舌稍红，苔薄白。

证属：阳虚寒束热郁。方宗：防风通圣加温阳之品。

麻黄 7g	白芷 10g	当归 12g	白芍 12g
荆芥 7g	防风 7g	双花 12g	连翘 12g
炮附子 9g	干姜 7g	细辛 3g	白芥子 9g
鹿角胶 12g	熟地 12g		

【师傅批改】本案脉沉而拘且细，乃寒凝之象；数为热；减为阳气不足，故诊为阳虚寒束热郁。

方用防风通圣，实为消风散合阳和汤。

消风散散其外寒之凝泣，双花、连翘合梅花点舌丹清内郁之热，阳和汤温阳散其寒凝。

温阳之姜附与清热解毒之双花连翘同用，究竟是温阳还是清热？二者并用，则既温阳，又清热，并行不悖。此案疹红，舌红，脉数，亦有热象，脉弦拘又减，又有寒象，属寒热错杂者，故温清并用。

上方改双花30g，加白附子10g、花粉15g，另梅花点舌丹2盒，每服2粒，日2次。

【学员诊治】2010 年 8 月 20 日诊：上方共服 18 剂，痤痹减未净，将开学，要求服成药，脉弦滑数。

予防风通圣丸合梅花点舌丹服之。

李士懋 **按：**我出诊的诊所地处高教区，青年学生患痤疮者多，女生患此颇在意。

《素问·至真要大论·病机十九条》云："诸痛疮疡，皆属于心。"心主火，故痤疮亦由火而生。火有实火虚火之分。《素问·生气通天论》曰："劳汗当风，寒薄为皶，郁乃痤。"又云："汗出见湿，乃生痤痱。"《素问·至真要大论》："少阴之复……病痱疹疮疡，痈疽痤痔。"《素问·气交变大论》："病寒热，疮疡痱胗痈痤。"由此可见，痤痹可由火、风、湿、寒等外邪所客而发，亦可由脏腑失调而内生之邪所致，其证型分阴阳及阴阳相兼者三大类。

疮疡总的来说分阴阳两大类，但还有阴阳相兼错杂者，则需温清并举，相辅而成。如肠痈，仲景之薏苡附子败酱散即附子与败酱同用；栝楼瞿麦丸，附子与瞿麦并施。此案疹红，舌红，脉数，亦有热象，脉弦拘又减，又有寒象，属寒热错杂者，故温清并用，疗效尚可。

五十九、阳虚寒痹（椎间盘脱出）

【学员诊治】王某，男，60岁。2010年5月14日初诊：右侧大腿根部及臀部麻，一直延伸到足后根皆麻，双下肢冷，已两个月。便秘，两三天一行，小便不利、等待。CT：腰4～5、骶椎、椎间盘突出，椎管狭窄，腰3～4椎间盘膨出，腰椎骨质增生，退变。下肢静脉曲张。

脉沉弦无力。舌偏红，苔薄白。

证属：肾阳虚。法宜：补肾温阳。

炮附子12g	黄芪15g	党参12g	桂枝12g
细辛6g	杜仲15g	菟丝子12g	巴戟天15g
肉苁蓉15g	怀牛膝15g	全虫15g	

【师傅批改】脉沉弦缓无力。舌嫩绛，苔薄白。

脉弦缓无力，当属阳气不足，且病位见于股、骶、下肢，当属下焦肾所属，故予温阳补肾、散寒通经之法治之。

证属：阳虚寒痹经脉。法宜：温阳散寒通经。方宗：麻黄附子细辛汤加味。

麻黄8g	桂枝10g	炮附子15g	生芪15g
细辛7g	炙甘草8g	蜈蚣10条	

3剂，水煎服，加辅汗三法，取汗，汗透停后服。

【师傅诊治】2010年5月10日诊：药后已汗，腿凉已不著，腿麻如前，小便不利。脉弦减，舌同上。

证属：阳虚寒凝，经脉不通。法宜：温阳解寒凝，通经脉。

方宗：桂枝附子汤意。

桂枝 12g	炮附子 18g	细辛 6g	当归 15g
生芪 18g	党参 15g	白术 12g	炙甘草 8g
巴戟天 15g	肉苁蓉 15g	地龙 15g	蜈蚣 7 条

2010 年 5 月 31 日诊：上方共服 14 剂，腿麻减轻愈半，仅乍立时觉麻，稍事活动则缓解。腿凉除，余尚可，上方继服。

按：首诊用汗法对否？汗后虽凉轻，但麻未减，可见发汗并未起到预期的功效。何也？应用汗法，当以脉痉且寒痛为指征。此案脉不痉，且呈弦缓、无力，非寒之凝泣收引，当为阳气虚馁，法应温补，而不应发汗，故首诊治疗有误。5 月 10 日二诊，用温阳益气、补肾通经法，腿麻渐轻。

可见，此病中药保守治疗，确可取得一定疗效。有些腰椎间盘脱出者经复位后，由于肾气未充，仍可屡复屡脱，予益肾法当可解决其屡脱的问题。

此例已明确诊为腰间盘脱出压迫坐骨神经而股、髀、腿麻。这属于骨科的病，理应牵引复位。现在腰椎病、颈椎病、骨关节退行性病变特多，吃中药能解决骨的病变吗？证之于临床，确有很多病人得到缓解，甚至症状消除，看来服中药对这些骨病治疗仍有很大价值。

腰椎为何脱出？这与腰椎两侧韧带张力不均有关。譬喻一根电线杆子，两边有铁丝牵拉，保持电杆不歪，倘一侧铁丝松了，电杆就歪向对侧。而腰间盘脱出亦如此理，肾虚了，韧带牵引无力，椎间盘即脱出。补腰肾壮筋骨，纠正其牵拉无力，两边保持平衡，椎间盘即可复位，症状消除。吾据取类比象的思维方法来治椎间盘脱出，亦取得较好疗效。

六十、肝虚夹痰生风（脑出血后遗症）

【学员诊治】刘某，女，37岁。2010年8月13日初诊：脑出血病史三年，曾于县医院诊治，留有右手乏力，做精细动作时欠灵活，生活可自理。头昏，上午困倦欲睡，下午缓解。焦急时语言欠利，无呛咳，入睡困难。饮食、二便可。血压120/80mmHg，目前服维生素B_1、B_{12}、脑复康。

脉沉弦滑。舌稍淡，苔微黄。

证属：痰湿蕴阻化风。法宜：涤痰息风。方宗：半夏天麻白术汤主之。

半夏12g	白术10g	天麻15g	陈皮9g
茯苓15g	泽泻15g	炙甘草6g	菖蒲9g
全蝎10g	僵蚕9g	蜈蚣5条	

【师傅批改】脉沉弦左减。

上症，若脉诊为弦滑，则断为风痰，方予半夏天麻白术汤，完全正确。

但吾诊脉左减，乃肝虚而风动夹痰。

既为肝虚风动，法宜补肝。肝有阴阳气血之虚，当补什么？

肝阴虚者，脉当弦细数；或阴虚阳亢化风而本虚标实，脉弦劲而数，兼有其他阴虚之象，如舌红绛、烦躁易怒、头晕痛、目赤面红、耳鸣、不寐等。若阳虚、气虚、血虚者，按之皆减。阳虚者伴寒象，气虚者伴气短、心悸、无力等气虚之象，而寒象不著。血虚者，伴不荣、不华，脉细而减。若阴阳气血虚甚而阳浮者，脉可呈浮大而虚，此虚究为何虚？亦需结合舌症加以仔细分辨，仅凭脉诊难以遽断。

本案脉沉弦滑左减，症无明显阳虚而寒及阴虚而热的表现，且舌淡，故诊为肝之气血两虚夹痰生风。

以此脉象确定的病机，能否合理地解释所呈现的诸症呢？可。

所具症状大体可分两组：一组肝风夹痰走窜经络的表现，风痰窜入右臂经脉而右手乏力，动作欠灵；风痰窜于舌本则语言欠利。二组是肝之清阳不升的见症。阳气者，精则养神，青少年阳气盛，思维敏捷，肢体矫健，此乃神昌；老年人阳气弱，思维迟钝健忘，怠惰倦卧，此乃神衰。阳之升发敷布赖肝的升发、舒启。本案上午困，上午正当阳气升发之时，但肝虚，升发不及，故上午困；清阳不达于巅而头昏；痰阻阴阳不交而入睡难；气血不荣而舌淡。看来，依脉所确定的病机，对诸症都可以作出合理的解释，故依证而确立的治法为补肝息风化痰。

证属：肝虚夹痰，虚风走窜。法宜：补肝息风、化痰。

当归15g	白芍15g	熟地15g	山茱萸15g
巴戟天15g	肉苁蓉15g	肉桂5g	生芪15g
柴胡8g	僵蚕15g	天麻15g	全虫10g
蜈蚣10条	地龙15g	茯苓15g	半夏12g
胆星10g			

方中黄芪益肝气；柴胡助肝之升发调达，实为补肝之用；四物补肝之体，益肝之用；加山茱萸、巴戟天、肉苁蓉者，益肾填精，补肝之体，益肝之用；加茯苓、半夏、胆星涤痰；加天麻、僵蚕、全蝎、蜈蚣者，搜风剔络；加肉桂者，补肝之阳，

亦助肝之升发疏泄。

皆知水能生木，木需水涵，此只水生木之一端。水涵盖了肾的全部功能，肾藏精，元阴元阳之所居。肝阴虚时，自当补肾水以涵肝木；肝血虚时，因精血同源，乙癸同源，故益肾精可补肝血，本案用巴戟天、肉苁蓉即是；肝阳虚者，亦需益肾阳以壮肝阳，本案加肉桂即此意。

【学员诊治】2010 年 8 月 20 日诊：上方共服 7 剂，右手较前灵活，上午困倦减轻，睡眠好转，精细动作尚难。脉弦滑左减。舌淡，苔微黄稍厚。

上方加减继服 7 剂。

按：一个减字，则断为虚证，虚实迥异，治法、方药全变。虚实的判断在于脉之沉取有力无力，若典型者，断之不难；若不典型者，不易遽断。

六十一、阴虚阳浮，虚阳淫于血络 而泛发痒疹（食道癌术后）

【学员诊治】肖某，男，74 岁。2010 年 8 月 16 日初诊：周身红色丘疹，融合成片，此起彼伏，昼夜瘙痒，时痒甚彻夜难眠，久治未愈。左侧头沉，嗳腐吞酸，食少，腿软。14年前食道癌手术。血压最高 160/90mmHg，服降压药控制。

脉浮弦按之无力，尺旺。舌淡暗，苔薄腻。面萎，唇暗。

证属：血虚风淫。宗：八珍汤合祛风之品。

党参 12g	白术 10g	茯苓 15g	炙甘草 6g
当归 15g	赤白芍各 10g	生地 12g	川芎 7g
防风 7g	羌活 7g	荆芥穗 7g	
土茯苓 15g	白鲜皮 12g	白花舌蛇草 15g	
地肤子 10g	五味子 6g	紫草 15g	

【师傅批改】脉浮虚而尺旺。

首诊学员诊为血虚受风，以八珍汤扶正，荆芥、羌活、白鲜皮疏风，看起来倒也像个规矩的方子。但加紫草清热凉血，加土茯苓化湿解毒，加白花舌蛇草清热解毒，加生地养阴凉血，加五味子敛涩，使方子颇杂，显得究竟因何而痒，心中无数，故诸药杂砌，失去法度，属于大杂方类。类似大杂方者，屡见不鲜，总因理不明，辨证不精。

痒可分虚实两类，一类是邪客肌肤而痒，一类是正虚，肌肤失养而痒。

师诊其脉，阳浮虚尺旺。尺旺乃水亏而相火动；阳脉浮虚乃虚阳上浮，淫于血络，致发红疹而痒。法当滋阴潜阳，宗三甲复脉主之。

证属：水亏火旺，虚阳淫于血络。法当：滋水潜阳。方宗：三甲复脉汤主之。

炙鳖甲 15g　败龟板 15g　生龙牡各 15g　麦冬 12g

二地各 12g　山茱萸 12g　五味子 6g　　乌梅 10g

白芍 12g　　丹皮 12g　　紫草 15g

【学员诊治】2010 年 8 月 20 日诊：上方共服 14 剂，痒已轻，疹色变暗，仍有新起之丘疹。尚嗳腐吞酸，腿软。

二诊阳脉虚者，脾气虚，故加六君子汤以培土，取土旺而阴火伏。

上方加党参 10g、茯苓 15g、白术 10g、半夏 12g、陈皮 9g。7 剂，水煎服。

六十二、气虚便血（痔疮术后）

【**学员诊治**】王某，男，46 岁。2010 年 6 月 25 日初诊：脱肛、内痔十余年，曾手术治疗。近半年断续便血，尤于酒后严重。双手关节晨僵，睡眠每日 4～5 小时，食少，便可。

脉右无力，左弦滑。舌淡齿痕，苔白。唇暗。

证、法未记。

党参 12g	黄芪 12g	白术 10g	茯苓 15g
当归 12g	升麻 6g	柴胡 6g	陈皮 7g
防风 7g	羌独活各 7g	赤芍 12g	生地 12g

【**师傅批改**】脱肛、便血，右脉无力，乃脾虚不摄。左弦者，乃肝胆痰蕴，痰湿流注关节而晨僵，痰阻阴阳不交而寐差。

学员所开之方，用生地、赤芍宜于血热出血者，此为脾虚不摄而出血，故去之。加血竭、三七、地榆者，止血以治标。

上方去赤芍、生地，加葛根 15g。另加三七粉 20g、血竭20g、地榆炭 30g，共为细面，共分 35 次冲服，日 2 次。

【**学员诊治**】2010 年 9 月 6 日诊：上方共服 14 剂，便血、晨僵都明显减轻，睡眠尚差。脉弦滑，舌稍红。

上方加炒枣仁 30g。7 剂，水煎服。

【**师傅批改**】寐差学员用炒枣仁欠妥。酸枣仁甘酸而润，补肝肺之阴而收敛，治肝阴虚而神魂不宁者，并非治疗失眠之通剂。

本案脉滑属痰阻阴阳不交，当用化痰法以安神。半夏善燥湿化痰，交通阴阳，故以半夏易枣仁，法宗《内经》中之半夏秫米汤。

去枣仁，加半夏 12g。

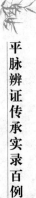

六十三、气血两虚，阳气馁弱
（肝破裂，肝切除术后）

【学员诊治】王某，男，36岁。2010年9月6日初诊：2010年4月因高空坠落肝破裂，肝右叶及胆囊切除。刀口处反复破溃，至今创口未封，引流反复感染发烧5次。现腹腔仍有少量积液，近一周未烧，纳呆口苦，进任何饮食皆苦，畏寒虚汗，肢冷乏力，余尚可。

脉沉细无力，舌可苔白。

证属：阳虚，气血不足。法宜：温阳益气血，托里生肌。方宗：托里十补汤主之。

生芪 15g	党参 12g	白术 10g	云苓 15g
当归 12g	川芎 7g	熟地 12g	白芍 12g
桂枝 10g	炙甘草 6g	生姜 2 片	大枣 6 枚
陈皮 10g	苏子 10g	焦三仙各 10g	

【师傅批改】肝破裂，行大手术，又反复感染发热，刀口反复破溃不愈，气血皆已耗伤。

脉沉细无力，且畏寒肢冷、乏力，显系虚象。

学员所开之方为托里十补汤，乃痈疡脉弱者宜之，扶正而托邪生肌，是中医的一大特色。

余改黄芪30g，重用益气生肌；加升麻者，因脾以升为健；加干姜者，温补中阳。（二诊加红参、柴胡者，亦同此意。）

上方改生芪30g、陈皮6g，加升麻6g、干姜6g，去苏子。

【学员诊治】2010 年 9 月 13 日诊：上方服 7 剂，纳食明显改善，已无苦味，虚汗畏寒均减，引流管口略痛。脉沉滑无力，舌可苔白。

上方 7 剂。

【师傅批改】上方加柴胡 9g、红参 15g，去党参。

按：吾师胡希恕曾提出小柴胡汤的主要指征是口苦，我一直疑其提法欠当。此案口苦已甚，并未用小柴胡汤，而是宗十全大补之意，二诊口苦若失。且吾临证见少阳微结、枢机不利，虽无口苦一症，小柴胡汤照用。不可因无口苦，而束缚小柴胡的广泛应用；亦不可一见口苦就用小柴胡汤，尚需辨证。

六十四、脾虚火衰
（非特异性 ST−T 异常）

【学员诊治】卜某，女，70岁。2010年5月10日初诊：间断胃脘痞鞕漾冷水十余年，食凉则著，不欲食，劳后心慌，常左下肢转筋，近2日口干微咳，余尚可。查胃镜（−）。心电图：非特异性ST−T异常。

脉弦细滑无力，尺弱。舌淡暗齿痕，苔白干。

证属：脾虚，命门火衰。法宜：健脾益气，补火生土。方宗：理中汤加味。

| 党参 12g | 白术 10g | 茯苓 12g | 炙甘草 6g |
| 黄芪 12g | 干姜 7g | 吴茱萸 5g | 半夏 9g |

【师傅批改】脉弦细滑无力尺弱，乃脾虚命门火衰，故胃脘痞鞕，心慌不欲食。转筋者，因阳气虚馁，筋失温煦所致。

予理中汤补脾温中，加肉桂补火生土。

学员上方加肉桂 5g。

【学员诊治】2010年8月30日诊：上方加减，共服91剂，胃部症状已不著，余尚可。脉弦缓，左脉略细减。心电图好转，仅 T：V_2 ~ V_4 低平。

幸得坚持服药，诸症渐消，脉尚未复，阳尚欠充。上方加桂枝 10g、鹿茸 3g、紫河车 4g、红参 10g，6剂为一料，共为细面，早晚各一匙，饭后服。原方加参茸、紫河车血肉有情之品以复本。阳复，血脉运行亦畅，缺血之心电图亦有改善。

按：秦伯未老师曾云，中医欲达炉火纯青的地步，就要辨得活，守得住。辨得活，即药后已效，不能囿于效不更方而照服，脉变则证变，治法方药应随之而变；守得住，即一时未效，然脉未变，证亦未变，则治法方药亦不变，倘心无准的，变来变去，转去转远，乱了法度。辨得活与守得住，皆是谨守病机的表现。我临床遇到一时未效者，常喻为蒸馒头，已蒸了10分钟，馒头尚未熟，并非错了，乃火候未到，火候一到，馒头自然熟了。此案例约三月方愈，基本守方到底，终于等到"馒头熟了"。

六十五、肝郁脾虚，清阳不升

【学员诊治】孙某，男，27岁。2010年4月19日初诊：咳嗽一年余，痰不易咳，咳则右胁痛，耳鸣两三年，视物模糊四五个月，便稍干，余尚可。

脉弦缓减，沉取寸弱。舌可。

证属：脾虚肝郁，清阳不升。法宜：健脾疏肝，升发清阳。方宗：逍遥散主之。

柴胡 9g	当归 12g	白芍 10g	茯苓 15g
白术 10g	党参 15g	生芪 15g	防风 8g
桔梗 10g	紫苑 15g	冬瓜仁 15g	

【师傅批改】理法方药、脉舌症皆无误，同意上方。

本案之咳，已然年余，脉弦缓寸弱，缓为脾虚，弦为肝郁，寸弱乃清阳不升，且胁痛、耳鸣、目糊，亦皆肝经之症，故断为脾虚肝郁而咳。

予逍遥散健脾舒肝，升发清阳。

【学员诊治】2010年4月26日诊：上方共服7剂，现已不咳，痰少，胁已不痛，耳未鸣，目已清。近卧时胸憋，余尚可。脉弦减寸弱，舌可。

上方加桂枝10g。

【师傅批改】脉阳弱阴弦。

证属：阳虚，阴寒上乘阳位。

上方去冬瓜仁、紫菀，加升麻 6g、细辛 6g、炮附子 15g、干姜 6g。

7 剂，水煎服。

按：《内经》云："五脏六腑皆能令人咳，非独肺也。"这一理论揭示了两个重大问题：

一是整体观，人是一整体，生理时，五脏生克制化；病理时，五脏相互影响。所以医者在诊治疾病时要从整体观出发，既要了解自然、社会诸因素对人体的影响，还要从五脏相关理论分析五脏的相互影响，要胸有全局，此即整体观，这是中医理论体系的一大特色。

二是辨证论治从整体观这一理论出发，全面分析，辨证论治。《内经》是以咳为例，示人辨证论治必须胸有全局，全面分析，杜绝只见一斑、不见全豹的片面错误。咳固可因肺而发，仅就肺而言，肺的病变可分虚实两大类：实者，邪犯于肺，肺失宣降而气逆为咳，其邪包括六淫、七情、内生五邪等皆可犯肺；虚者，包括肺的阴阳气血津液的虚衰。致肺失宣降而咳，而且诸邪可相兼，虚实可夹杂。所以，仅就肺而言，致咳原因颇繁。人是一有机整体，除肺本身的诸多病变可令人咳以外，五脏六腑之病变皆可上干于肺而令人咳。而五脏六腑之病变亦可各分为虚实两大类，更何况可多个脏腑病变并见，虚实寒热错杂。由此可知，致咳的原因亦可数之可十，推之可百，数之可千，推之可万，岂是治咳的三法五法所能以偏概全者，更何况欲以一方而包打天下者。所有的病都是阴阳失调，而阴阳失调之类型不可胜数，需圆机活法，灵活辨证，具体病证具体分析，不可拘泥于僵死套路。咳如此，其他病症莫不如此。《内经》仅以咳为例，示人以规矩而已，非独咳也。

六十六、清阳不升头痛（脑血管痉挛）

【学员诊治】耿某，男，40岁。2010年8月16日初诊：头懵、头顶痛，时轻时重，一年余，其他尚可。多普勒示：双侧大脑中动脉血管痉挛。

脉弦滑，舌稍红。

证属：肝热上扰。方宗：龙胆泻肝汤主之。

柴胡 9g	黄芩 9g	胆草 7g	栀子 9g
生地 12g	当归 12g	木通 6g	滑石 12g
天麻 15g	钩藤 15g	生甘草 6g	

【师傅批改】脉弦。舌稍红，苔少。

吾诊其脉弦，弦则为减，弦则为寒，予川芎茶调散，辛温散寒升阳。

学员据何诊为肝热？脉、症看不出明显热征，盖因舌红，故予龙胆泻肝汤清泄之。

本案舌红，其他无明显热象，径予龙胆泻肝汤主之，恐蹈以舌诊为中心的覆辙。

证属：清阳不升。法宜：升发清阳。方宗：川芎茶调散主之。

川芎 8g	荆芥穗 7g	防风 8g
细辛 6g	白芷 8g	薄荷 5g
炙甘草 7g	羌活 8g	蔓荆子 10g

【师傅诊治】2010年8月23日诊：上方共服7剂，头痛懵

皆减，脉尚弦。

上方加僵蚕 12g、天麻 15g、生地 12g，7 剂继服。

按：舌诊的诊断价值如何评价？舌诊基本上是在温病学的发展中兴起的，因此在温病学中应用较广，诊断意义较大。现在普遍把舌诊用于内伤杂病中，其诊断权重远不如在温病中。我行医的前二三十年颇重舌诊，因望舌可洞观五脏六腑，且舌诊直观，较易掌握，遂颇重舌诊。然临证既久，发现一些舌诊与证、与脉不符者，动摇了舌诊的权威性，逐渐形成了以脉诊为中心的辨证论治方法。仲景是辨证论治理论体系的创立者，观《伤寒论》《金匮要略》，关于舌诊的记载仅寥寥数条，可见舌诊在仲景的辨证论治体系中并不占有显赫的地位。当然，中医是不断发展的，辨证论治体系也是在不断丰富和完善的，把舌诊纳入仲景辨证论治体系中，丰富了这一体系的内容，是温病学的一大贡献，补充了仲景之不足。但舌诊毕竟是在温病学的发展中兴起完善的，直接引入杂病中，其符合率大大降低。我粗估，大约不超过40%，所以提倡以舌诊为主进行辨证论治者，恐带来系统性偏差。

舌诊包括舌态、舌体、舌质、舌苔几部分，其诊断价值依舌态、舌体、舌质、舌苔次序递减。

既然舌与证不符者逾半，难道舌有假乎？非也。舌无假，脉亦无假，症亦无假，从不存在什么舍脉、舍症、舍舌等，任何一个症、脉、舌的出现，都有其必然的生理病理基础，只存在如何认识的问题，而不存在什么舍弃的问题。

吾以脉定证，以脉解症，以脉解舌。

如阴寒内盛之人，舌光绛无苔，若仅从舌看，当属营热阴伤，然脉微细，乃阴寒盛也，此舌乃阳虚阴凝，血行瘀泣而绛；其干绛无津者，乃阳虚气化不利，阴液不能蒸腾敷布所致，予温阳解寒凝，血活津布，舌自转红活苔布。所以，我不赞成以舌诊为中心的辨证论治方法。

六十七、肝经郁热（高血压）

【学员诊治】李某，男，42岁，平山县人。2011年1月7日初诊：左胸憋痛已10年，活动后减轻，两臀怕冷，余尚可。心电图：左室高压，余未见异常。血压150/105mmHg。

脉沉弦数。舌可，苔白。面色晦黄。

证属：肝经郁热。法宜：清透肝经郁热。

僵蚕 10g	蝉蜕 7g	姜黄 10g	黄芩 9g
栀子 7g	豆豉 9g	柴胡 9g	赤白芍各 9g
当归 9g	炙甘草 6g	炒枳壳 9g	

【师傅批改】胸憋痛10年，以其脉沉弦数，沉主气滞，弦主肝郁，数乃火热内伏，故诊为肝经郁热。其臀部冷者，乃肝经郁火走窜经络，阳不外达而冷，与胸憋痛乃同一病机。方以新加升降散主之，透达郁热。

郁热能引起胸痛吗？可，且看经典。

《素问·至真要大论》曰："主胜则热反上行而客于心，心疼发热"，"热所胜……肩背臂臑缺盆中痛，心痛肺膜。""热客于胃，则烦心心痛。""懊热内作，暴瘖心痛。""火气内郁，甚则痛热格。"《素问·刺热论》："热争则卒心痛。"

《伤寒论》：栀子豉汤"烦热而胸中窒"，"心中结痛。"水热互结之结胸证、热入血室等，皆可胸痛。

本案取新加升降散，即升降散合栀子豉汤、合小柴胡汤而成。郁热透而症遂减。

【学员诊治】2011 年 1 月 21 日诊：上方曾加丹参 15g、郁金 9g、木通 6g，共服 14 剂。胸憋痛、头发懵、急躁均较前明显减轻，臀部尚冷。血压 150/100mmHg。脉沉弦数略拘，舌可。

予天麻钩藤饮主之。

天麻 15g	钩藤 12g	杜仲 15g	怀牛膝 12g
桑寄生 10g	益母草 15g	茯神 15g	夜交藤 12g
黄芩 9g	栀子 10g		

【师傅批改】学员因脉弦拘而予天麻钩藤饮，此方补肝肾，平肝息风，清热活血，属虚证。

火郁属实证，用川芎茶调散疏肝郁，且透散郁热，更加息风解痉之品平息肝风。

方予川芎茶调散加味，疏风解痉。

川芎 8g	荆芥穗 7g	防风 9g	羌活 8g
细辛 6g	白芷 7g	天麻 15g	僵蚕 15g
蝉蜕 8g	全蝎 10g	蜈蚣 10 条	

【学员诊治】2011 年 1 月 28 日诊：头懵、臀部冷均已减轻，胸未再憋痛。血压 130/90mmHg。脉沉弦略劲，寸略差。舌可。

上方加柴胡 6g、生芪 12g。14 剂，水煎服。

六十八、痰热夹风（高血压）

【学员诊治】乔某，女，54岁，内蒙巴蒙人。2010年8月16日初诊：高血压病史五六年，血压在160/80mmHg上下，服降压药控制在130/80 mmHg左右。现头晕，颈强，入睡困难，每日睡五六个小时，余尚可。即刻血压140/70mmHg（坐夜车来诊）。降压药已停10个月。

脉弦滑略劲，舌可。

证属：肝阳化风。方宗：三甲复脉加减。

败龟板 18g	炙鳖甲 18g	生龙牡各 18g
白芍 12g	麦冬 10g	元参 12g
茵陈 12g	怀牛膝 12g	熟地 12g
全蝎 10g	蜈蚣 5 条	僵蚕 10g
地龙 10g	炙甘草 6g	

【师傅批改】脉弦滑而劲。

学员重在脉弦劲，而断为肝阳化风，忽略了滑主痰这一因素。

余以脉滑且弦劲，断为痰热生风，所以改为清热化痰息风之剂。

乃痰热化风。法宜：清热涤痰息风。

陈皮 9g	半夏 12g	胆星 12g	天竺黄 12g
竹茹 10g	枳实 90g	菖蒲 9g	黄芩 9g
黄连 10g	地龙 15g	全蝎 10g	蜈蚣 10 条

　　僵蚕 15g　　　天麻 15g　　　生龙牡各 25g

　　败龟板 25g　　怀牛膝 12g

30 剂，水煎服。

（期间患者滑已不著，脉转弦细数劲。细乃阴虚，弦劲乃风动，故诊为肝阴虚，肝阳化风，方改为滋肝肾，平肝潜阳息风。）

【**师傅诊治**】2010 年 12 月 6 日诊：症状已除，血压稳定在 120 ～ 130/70 ～ 80mmHg 之间。脉弦滑，舌可。

脉又现滑象，故加胆星、竹茹治风痰。

上方加胆星 10g、竹茹 10g。

30 剂，水煎服。服后患者脉之劲象已除，说明肝风已平，且诸症亦除，故可停药。

六十九、阳虚夹饮（失眠）

【学员诊治】彭某，女，50岁，泊头市人。2010年11月12日初诊：失眠十余年，时轻时重，近半月加重，每日一般睡三四个小时。伴心悸，心烦，乏力，头昏，畏寒，腰酸，背累，咽干，食甜或咸易咳。

脉沉无力，尺弱。舌淡红，苔薄白。面青白光。

证属：阳虚夹饮。方宗：真武汤主之。

炮附子 9g	茯苓 24g	白术 12g
白芍 12g	桂枝 12g	炙甘草 6g
炒杜仲 12g	生姜 4 片	大枣 6 枚

【师傅批改】脉沉无力尺弱，两寸浮弦小减。

不寐乃阴阳不得相交所致。但导致阴阳不得相交的原因繁多，此案因何而不寐？

脉沉无力且尺弱，乃阳气不足之脉；余又诊得寸浮弦小减，乃上焦阳虚阴寒上乘之脉。学员取真武汤与桂枝甘草汤合用，我认为是正确的。

久病之躯，阳虚者精血亦不足，法宜温阳益精，化源不竭。

肾阳虚者，本少阴证，当但欲寐，此人何以失眠不寐？欲寐者，非寐也；不寐者，非不欲寐也。阳衰者，精力皆不济，睡着像醒着，醒着又像睡着，迷迷瞪瞪，昼不精，夜不寐，昏昏昧昧状，即但欲寐也。此人之头昏、心悸、乏力、畏寒、腰背沉，皆阳虚之象。其不寐，亦阳虚所致。仲景之干姜附子汤

164

证、通脉四逆汤证皆阳虚，阴阳不交而不寐者。

于上方加肉桂 5g、山茱萸 12g、巴戟天 12g、生龙牡各 18g。

【师傅诊治】2010 年 12 月 20 日诊：上方共服 21 剂，寐已改善，每日可睡 6 ~ 7 小时，心悸气短、乏力畏寒均减。腰背尚觉累。脉寸滑阴弱，舌可。面色改善。

服上方诸症皆减，脉转寸滑阴弱。滑脉可断为阳复，亦可断为痰。

此处断为阳复还是断为痰呢？因阳虚可水泛为痰；二是其人素咳且背沉，可因痰伏所致，故断为痰，方予金水六君煎主之。景岳称金水六君煎"治肺肾虚寒，水泛为痰；或年迈阴虚，血气不足，外受风寒，咳嗽呕恶，多痰喘急等症，神效。"

余予原方加茯苓，增其化痰之力，成二陈汤；增巴戟天、杜仲、肉苁蓉、山茱萸、肉桂，增其益肾之功。

证属：肝肾虚，痰蕴于上。法宜：补肝肾，佐以化痰。方宗：金水六君煎加味。

陈皮 8g 　　茯苓 15g 　　半夏 10g 　　炙甘草 7g

熟地 15g 　　山茱萸 15g 　巴戟天 12g 　肉苁蓉 12g

炒杜仲 15g 　肉桂 4g

因未再复诊，虽觉尚可，毕竟无病家反馈，疗效难断。

七十、土虚木陷（慢性直肠炎）

【学员诊治】张某，男，49岁，井陉市人。2010年10月22日初诊：胸闷脘痞，周身怕冷、怕风，下肢凉。怕进凉食，食则泻，不敢坐凉处，坐则亦腹泻，但饮冰啤则不泻，饮白酒无此作用。遇风则胸闷憋气，流泪流涕，已十五年。缘于十五年前进食不当而腹泻所致。肠镜诊为慢性直肠炎。

脉弦。舌淡暗，苔白。

证属：木郁土壅。法宜：疏肝健脾升清。方宗：逍遥散主之。

柴胡 12g	白芍 15g	当归 15g	茯苓 15g
白术 15g	防风 12g	升麻 7g	

【师傅批改】脉弦有力。

吾同意学员的诊治，以脉弦有力，属木克土，予逍遥散，疏肝健脾升清。余更加青皮疏肝气，羌活舒肝郁（后经反馈，用之无效，知诊治有误）。

证属：木亢而克土。法宜：疏肝升清。

上方加青皮 10g、羌活 9g。7剂，水煎服。

【师傅诊治】2010年11月1日诊：仍怕风怕冷，凉则脘痞腹泻，遇风则憋气、流泪、涕。脉弦减。

脉弦减，弦主肝，减为虚，此非实证，乃属肝虚。改予乌梅丸，温肝健中阳，方中附子、干姜、川椒、细辛、桂枝、五味辛热之品温肝阳；方中又有蜀椒、干姜、人参，乃大建中汤意，大建中阳。肝阳弱，中阳虚，致温煦不及而畏风怕冷，凉则泻。冰啤何以不泻？不知何故。方已中的，更加吴茱萸、附子、干姜温肝阳，加柴胡、葛根、防风升清阳。

证属：肝虚不能疏土。方宗：乌梅丸主之。

乌梅 8g	炮附子 12g	干姜 7g	川椒 6g
桂枝 10g	细辛 6g	党参 12g	当归 12g
生黄芪 15g	半夏 10g	黄连 9g	

2010 年 12 月 20 日诊：上方曾加柴胡 9g、葛根 15g、防风 9g、吴茱萸 6g，改炮附子 18g、干姜 8g，共服 21 剂，上症皆已不著，唯食不当时尚泻。

上方加益智仁 12g、肉豆蔻 10g，继服 14 剂。

按：木克土者，即木乘土。木乘土者，木强而乘土，临床习称木克土，其脉当弦而有力，治当疏肝；若土虚木乘者，脉当弦缓无力，当培土以御肝侮，法宜培土舒肝升清，二者一实一虚。

本案一诊误为实证而不效，二诊从虚治而渐安。由于脉诊不同，诊治相殊，疗效迥异，可见脉诊的重要。

七十一、风痱（脑梗）

【学员诊治】庞某，男，62岁，曲阳县人。2010年9月13日初诊：自1998年始，已脑梗三次。右下肢无力，加重一周，自己不能挪动。每日睡十八九个小时，善悲泣，尿频急，失禁。高血压20年，药控，即刻血压150/85 mmHg。

脉弦硬滑数，舌暗。

证属：肝风夹痰夹瘀。法宜：涤痰活血，平肝息风。方宗：地黄饮子加味。

生龙牡各20g	败龟板20g	炙鳖甲20g
熟地15g	白芍15g	山茱萸15g
怀牛膝10g	桃红各12g	赤芍12g
丹参12g	云苓15g	胆星12g
竹茹10g	天竺黄12g	地龙15g
全蝎10g	蜈蚣15条	

【师傅批改】本案已三次脑梗，其症状可分为三组：一是肢体不遂；一是神志症状，善悲泣与嗜睡；一是尿频急失禁。何气使然？

脉滑舌暗，乃痰瘀互结；脉弦且硬，乃肝风鸱张，故方以涤痰活血、平肝息风为治。地黄饮子补肝肾，顾其本；涤痰活血息风治其标。

上方加生黄芪30g。

【师傅诊治】2010年12月3日诊：上方曾加锁阳、益智仁

168

等，共服 70 剂。右下肢由自行挪动到扶杖跛行，此次已不挂拐自己步行来诊，每日睡 8 小时左右，善泣、尿失禁均有明显改善。血压 140/90mmHg，降压药尚保留寿比山，每日 1 片。脉弦缓虚，舌红暗。

上诊迭服 70 剂，下肢竟能跛行，嗜睡亦除，悲泣亦少，均有明显改善。前阶段涤痰活血、平肝息风祛邪为主，学员诊治大体得当，故无大的改动。邪势挫而正虚显，故后阶段改予扶正为主，方以补阳还五合健步虎潜丸，益气补肾，佐以活血通经。

方改补阳还五汤合健步虎潜丸主之。

生芪 40g	赤芍 12g	当归 12g	川芎 8g
地龙 15g	桃红各 12g	怀牛膝 12g	熟地 15g
锁阳 15g	白芍 15g	菟丝子 18g	巴戟天 12g
菖蒲 9g			

14 剂，水煎服。

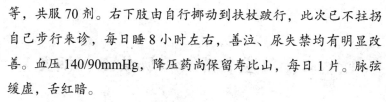

按：中风后遗症的治疗效果差，已是共识，许多患者寄希望于中医，有时我出诊时，五六辆轮椅推着中风瘫痪的病人来诊，只要坚持治疗，部分患者还可以取得一定疗效。

七十二、阳虚喉痹（心肌缺血、咽炎）

【学员诊治】张某，女，54岁。2011年1月10日初诊：三年前于受凉后出现咽部不适，如有物阻，时有咽痛，曾诊为咽炎。服药效果欠佳，两年前出现阵心悸、背痛，如有物压，住院诊为室早、心肌缺血。白细胞减低。余尚可。

脉弦减。舌淡，齿痕，苔白。

证属：痰阻气郁。方宗：半夏厚朴汤主之。

半夏 12g	厚朴 7g	苏叶 7g	桔梗 12g
炙甘草 6g	黄芪 12g	白术 10g	党参 12g
茯苓 15g	当归 15g	柴胡 7g	羌独活各 7g

【师傅批改】脉弦无力，沉取尺弦。舌淡齿痕，苔白。

本案因脉弦无力，弦则为减、为寒；无力者阳虚，故此喉痹乃阳虚寒凝。

学员以半夏厚朴汤主之，乃套用《金匮要略》治妇人咽中如炙脔之方。此方宜于痰阻气结者，属实证；而本案脉弦无力属虚证，故余改用桂枝去芍药加附子汤。

证属：阳虚寒痹。法宜：温阳散寒宣痹。方宗：桂枝去芍药加附子汤主之。

桂枝 10g	生姜 6片	炙甘草 7g	大枣 7枚
炮附子 9g	干姜 6g		

【学员诊治】2011 年 1 月 24 日诊：上方共服 11 剂，咽部不适如有物阻症状减轻，尚有咽干，背痛背沉。脉弦减。

继予上方加白芍 12g、肉桂 5g。

【师傅批改】去白芍、肉桂，加麻黄 5g、细辛 5g。4 剂，水煎服。

更加麻黄、细辛，以激发阳气解寒凝，既治其心悸背沉，亦治其喉痹。

李士懋 **按**：咽炎，惯以火热论之，或清热泻火，或清热解毒，或养阴清热，西药多用抗生素消炎，屡治而不愈者有之，而以阳虚寒痹立论，以辛热之品治之者鲜。

《素问·阴阳别论》云："一阴一阳结谓之喉痹。"一阴者，谓厥阴心主及肝之脉也；一阳者，谓少阳胆及三焦之脉也。其结者，邪阻可结，正虚者亦可结，原因甚广，非必火热之一端。

七十三、阳虚不寐（心供血不足）

【学员诊治】王某，女，47岁。2010年12月24日初诊：寐差十余年。原因倦嗜睡、多梦，醒不解乏，近年转为入睡难，多梦，易醒，乏力，太息，舌糜。心电图：T波广泛低平。

脉沉细无力，舌绛。

证属：气血两虚。方宗：归脾汤主之。

炙黄芪 10g	党参 10g	炒白术 9g	茯神 15g
炒枣仁 18g	远志 10g	木香 6g	当归 12g
炙甘草 6g	元肉 12g	巴戟天 12g	大枣 5 枚
生姜 5 片			

【师傅批改】脉阳弦拘，尺弱。舌淡晦。

本案脉弦拘尺弱，尺弱阳虚；阳弦拘，阴寒上乘阳位。故法应温下通上，宗金匮肾气丸合苓桂术甘汤治之。

证属：肾阳虚，阴凝于上。法宜：温振心肾之阳，解寒凝。

炮附子 12g	肉桂 5g	熟地 15g	山茱萸 15g
巴戟天 12g	肉苁蓉 12g	桂枝 12g	炙甘草 8g
茯苓 15g	白术 9g		

7 剂，水煎服。

【学员诊治】2010 年 12 月 31 日诊：药后已能入睡，但易醒多梦，醒后不解乏，头沉，记忆力差，精力不济。脉阳弦减，尺弱。舌晦，苔少。

宗上方，加当归 15g、黄芪 12g、党参 15g、干姜 7g。7 剂，水煎服。

2011 年 1 月 10 日诊：诸症逐渐改善，睡眠好转，精力皆增。

守上方，继服 14 剂。

按：不寐乃神志之病，心主神。阳入于阴则寐，阳出于阴则寤，昼精夜暝，倘阴阳不交则不得寐。阴阳何以不交？无非虚实两端，虚者正虚，无力奉养心神，神不安而不寐；实者邪气实，邪阻阴阳不交而不寐。正如景岳所云，"不寐者，虽病有不一，然惟知邪正二字则尽之矣。"

阳乃正气也，阳虚神无所倚，亦可不寐：仲景早有论述，如昼日烦躁不得眠之干姜附子汤证；阴盛已极而阳气外亡之通脉四逆汤证或白通加猪胆汁汤证等。本案亦取温阳之法治失眠，遵经旨而变通之。

七十四、咳喘（支气管哮喘）

【学员诊治】关某，女，51岁。2010年11月29日初诊：反复咳喘憋气四年余，九天前咳剧，浑身痛，背紧凉。平素胃痛，足干裂，其余尚可。西医诊为支气管哮喘，胆囊息肉，子宫肌瘤，子宫摘除术后。长期应用消炎、激素、气雾剂等。

脉沉细涩滞。舌淡暗，苔白腻。

证属：阳虚，阴寒凝痹。方宗：小青龙加附子。

麻黄 7g	桂枝 9g	细辛 6g	干姜 6g
炮附子 10g	白芍 12g	五味子 6g	生姜 6 片
炙甘草 6g	大枣 6 枚		

【师傅批改】同意上方。

咳喘、背凉、身痛，脉沉细涩滞，苔白腻，此阳虚寒凝夹饮，肺失宣降而咳喘。予小青龙加附子，温阳散寒化饮，与证契合。（此证本当用汗法，因未用辅汗三法，故无汗出。后累计服药18剂，症状已除。）

本方实含麻黄附子细辛汤与桂枝汤，亦温阳散寒调和营卫。

【学员诊治】2010年12月27日诊：上方共服18剂，曾加红参、紫苑、半夏等，症状已不著。脉沉弦细数减，舌可。

上方去附子，加肉苁蓉 15g。

【**师傅批改**】脉沉弦细数，舌可。

因脉转弦细数，涩滞之象已除，故诊为阴虚，转用百合固金汤主之，亦谨守病机之谓。何以转为阴虚？或原有阴虚，寒去而阴虚现，或温热过而伤阴。

证转阴虚。方宗百合固金汤主之。

炙百合 15g	二地各 12g	玄参 12g	川贝 12g
桔梗 8g	寸冬 12g	海浮石 12g	紫苑 15g
知母 5g	炙甘草 8g		

7 剂，水煎服。

七十五、咳嗽，土不生金
（支气管肺炎）

【学员诊治】赵某，男，4岁半。2010年12月10日初诊：咳已两个半月，咳甚微喘，常为此而输液。10天前拍片诊为支气管肺炎，又住院输液八天，虽减未已，仍每日咳五六阵，有痰，喜揉目，余尚可。既往常腹痛，诊为肠系膜淋巴结肿大，现已不痛。曾查对花粉、螨虫过敏。

脉弦略数无力。舌尖红，苔薄白。

证属：土不生金。方宗：四君子汤加味。

生芪 10g	党参 10g	白术 8g
茯苓 10g	炙甘草 6g	杏仁 6g
桔梗 4g	前胡 6g	神曲 6g

【师傅批改】本案脉弦数无力，乃脾肺气虚，土不生金。

予培土生金法，取四君子汤加黄芪；取杏仁、桔梗、前胡宣降肺气。

本可用六君子汤，揣度学员虑其温燥，去陈皮、半夏，思辨缜密，未尝不可。余增紫菀温润降肺，川贝性平化痰，较半夏更妥。

上方加紫菀9g、川贝7g。

【师傅诊治】上方共服10剂，已无何症状。脉数减，舌红无苔。

上方加元参12g。7剂，水煎服。

李士懋　**按：**外感后，咳嗽经月不愈者多见，消炎输液而不愈，中医治之颇觉应手。其辨证思路亦如《内经》所云，五脏六腑皆能令人咳，非独肺也。在诸多病因之中，吾首辨虚实，虚实之辨，以脉之有力无力为据。

　　本案方中并无清热、解毒、消炎之品，咳反愈，益证五脏六腑皆能令人咳的正确。倘不知中医理论，难免讥笑，噫，膀胱也咳嗽，小肠也咳嗽，只好不知者不怪罢。

七十六、懈怠困倦

【学员诊治】李某，女，24岁。2010年11月12日初诊：困倦、嗜睡已一年多，每日睡10～11小时，仍觉困倦乏力，晨起尤著，中午睡不够，睡亦不解乏，劳累后更重。饮食、月经、二便正常。

脉弦细减。舌淡红，苔薄白。

证属：阳虚血弱。方宗：乌梅丸主之。

乌梅9g	炮附子12g	桂枝12g	干姜8g
川椒5g	细辛6g	当归15g	熟地15g
巴戟天15g	白芍15g	生枣仁15g	

【师傅批改】上方去白芍、生枣仁，加生芪15g、白术9g、茯苓15g。

【师傅诊治】2010年12月24日诊：上方加减，共服28剂，已不觉困乏无力，精力皆振，食稍差，余尚可，脉力尚逊。将放假回家。

上方去熟地，再予20剂，以固疗效。

　　　　按：阳气者，精则养神。阳气在人身体现在哪儿？阳气旺者，人之思维敏捷，肢体矫健，脏腑组织功能旺盛，抵抗力强等。阳气不足，则生机萧索，但欲寐，一切功能皆低下。阳虽是一抽象名词，但阳的生理、病理表现在人体无处不在。

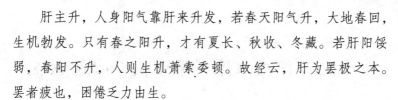

肝主升，人身阳气靠肝来升发，若春天阳气升，大地春回，生机勃发。只有春之阳升，才有夏长、秋收、冬藏。若肝阳馁弱，春阳不升，人则生机萧索委顿。故经云，肝为罢极之本。罢者疲也，困倦乏力由生。

肝为阴尽阳生之脏，肝阳始萌未盛；或春寒伤阳，或戕伐太过，或情志所伤，思虑劳累等，皆可伤肝，致阳虚而肝寒，春阳不升。

乌梅丸，附姜椒桂辛，五味辛热之品以温阳，党参益肝气，乌梅、当归补肝体且益肝用，连柏泻其伏郁之相火。肝阳复而春生阳升，精力委靡随之而除。

精力不济、倦怠无力的表现，属亚健康状态。如今提倡治未病，而亚健康从肝论治是一大法门，乌梅丸乃其主方。我出诊地处高教区，学生苦读，精力不济，头昏无力，记忆力差，睡不够、睡不解乏的现象较常见，若脉弦减者，吾皆以乌梅丸为主治之，疗效颇佳。

七十七、阴虚阳浮（冠心病，心包积液）

【学员诊治】黄某，女，78岁。2011年1月7日初诊：胸闷、气短、憋气已四个月。双下肢浮肿（++）。经常汗出，每晚12点到天亮一直出汗，可湿透衣衾。尿少，极度无力，伏桌而诊，抬头亦无力。一个月前住院诊为冠心病，心功能不全，心包积液，超声脾大，血小板、白细胞、白蛋白均低。

脉弦滑数，舌暗苔白中厚。

证属：痰热内蕴。方以瓜蒌薤白桂枝汤加减。

瓜蒌20g	薤白12g	半夏12g	黄连8g
枳实12g	竹茹12g	茯苓15g	胆星12g
天竺黄12g	葶苈子15g		

【师傅批改】脉阳浮阴弱且慌，舌暗苔白中厚。

学员诊其脉为弦滑数，予瓜蒌薤白剂合黄连温胆汤加减，方证尚符。

然余诊得脉阳浮阴弱且慌，此为阴竭阳越之脉，真气欲脱，致脉慌。此非实证，而是大虚之脉，故急以山茱萸收敛真气，加熟地滋阴固本，龙牡、龟板潜镇浮阳。

证属：阴虚阳浮。法宜：滋阴潜阳，收敛真气。

山茱萸30g　熟地15g　生龙牡各20g　龟板20g

【师傅诊治】2011年1月10日诊：上方共服3剂，胸闷、气短、心慌已明显减轻，周身轻松，下肢肿见消（+~++），现

180

已抬头，咳减，尿利，便已不干。脉弦慌数，按之阳弱尺弦。

上诊药用 3 剂，气短、心慌诸症明显减轻，周身轻松，说明药已中的。本诊增生脉饮，益其扶正救脱之力。

上方加寸冬 12g、五味子 5g、生晒参 12g、炙甘草 7g。7 剂，水煎服。

按：山茱萸救脱，张锡纯论之最精、最详，多有发明创见。张氏对脱证创立了"凡脱皆脱在肝"的理论。脱证，恒因肝疏泄太过，真气不藏而脱越于外。山茱萸秉木气最厚，补肝之体，泻肝之用，大能收敛真气，固涩滑脱，振奋精神。而且山茱萸利尿，敛正气而不敛邪，实乃救脱之圣药。余仿效用之，确可见突兀之疗效。

七十八、心脾两虚（更年期综合征）

【学员诊治】刘某，女，43岁。2010年10月15日初诊：心烦易怒，心慌气短，失眠多梦十余年，余尚可。右卵巢全切、左卵巢部分切除19年。1988年患甲亢，已愈。2006年车祸髌骨骨折。省某院诊为更年期综合征。

脉沉滑减，左沉细减。舌淡红，齿痕，苔薄白。

证属：阳虚饮停。方宗：苓桂术甘汤加附子。

茯苓 15g	桂枝 12g	白术 10g	炙甘草 10g
半夏 12g	茯神 15g	炮附子 12g	

【师傅批改】脉沉缓滑减，左略细减。舌同上。

学员诊为脉沉滑减，左细；师傅诊为脉沉缓滑减，左细减，仅仅一缓字之差。

学员诊为阳虚饮停，首先应肾阳虚，气化不利，才出现饮停。但肾阳虚当有肾阳虚的寒象，而本案无。若饮停，也有三焦部位不同，饮干于下者，小便不利、水肿；干于中者，腹胀满、吐利、不食；干于上则胸闷喘憋吐清稀痰，心悸气短；干于巅而颠眩等，且脉当弦。所以本案不符阳虚饮停，故改之。

脉沉而减，证属虚无疑。何者虚？缓而减，缓乃脾虚，滑为脾虚夹痰；左细者，左血右气，主血虚。何不主阴虚？因左肝右肺，左细为肝之阴血不足，若阴虚，脉当细数，且伴虚热见症，而本案无，故诊为肝血虚，且细而减，故诊为心脾两虚，气血不足，予归脾汤加桂枝。

学员与师傅所采集的症状相同，都是心慌气短、失眠多梦、

平脉辨证传承实录百例

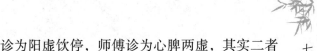

心烦易怒，学员诊为阳虚饮停，师傅诊为心脾两虚，其实二者都可出现上症，为何更改？二者所异在于脉诊。

证属：心脾两虚。方宗：归脾汤加桂枝主之。

党参 12g	炙黄芪 12g	茯苓 15g	白术 10g
当归 12g	元肉 12g	炒枣仁 30g	川芎 7g
远志 9g	炙甘草 9g		

> 【学员诊治】2010 年 10 月 22 日诊：上方共服 7 剂。失眠多梦、心慌气短、心烦易怒均明显减轻。头尚欠爽，膝痛，余尚可。脉沉缓滑减。舌淡红，齿痕，苔薄白。
>
> 上方加羌活 8g、防风 8g、柴胡 10g、半夏 12g。7 剂，水煎服。

【师傅批改】同意上方。

二诊学员在原方基础上加风药，妥否？一者，脾虚清阳不升而头懵，风药入通于肝，肝升则脾之清阳亦升，且脾以升为健，只有脾的清阳升，脾方能健运，源源不断地化生出气血来，故风药可用。再者，至巅之上，唯风可到，脾虚而清阳不升之头昏、头痛，风药乃要药，尤其对湿蒙清窍者尤佳，故可用。

按：归脾汤中为何加桂枝？乃受我校友李敏增的启发。她曾喜而告曰，治一失眠病人，屡用归脾汤未效，后加桂枝一味，其效彰显。经云："营气者，泌其津液，注之于脉，化以为血。""心生血"。看来由脾胃所化生的饮食精微，转化为血脉中的赤色之血，是一个复杂的过程，而心阳是使注于脉中津液化为血的重要一环。而桂枝通血脉，振奋心阳，可促使血的化生，对心脾虚而心悸失眠者大有裨益，因而自此再用归脾汤时，恒加桂枝。

七十九、阳虚寒束咳嗽

【学员诊治】韩某，女，26岁。2010年4月12日初诊：外感咳嗽半月余，痰黄不易咳出，流涕，头痛，口糜，下午7点面红热。素肢凉，手足心汗，余尚可。

脉弦细数无力。舌淡红，苔白。

证属：少阳枢机不利。方宗：小柴胡汤主之。

柴胡9g	半夏9g	炙甘草6g	黄芩9g
党参10g	桔梗9g	前胡10g	紫菀15g

【师傅批改】脉弦细拘减。舌淡嫩红，苔薄白。

本案脉弦细拘减，乃阳虚寒束，是虚证，而非实证，亦非半实半虚证。弦为减，弦主寒、主饮；减为虚；拘为寒束而收引凝泣之象；细者，乃阳虚寒束收引乃细。以此脉可知，本案为阳虚寒束，肺气不宣而咳。

此案无寒热身痛，无太阳表证，用小青龙发越阳气以宣肺解寒凝。

证属：阳虚寒束。方宗：小青龙汤加参附汤主之。

麻黄6g	细辛6g	桂枝9g	白芍9g
半夏9g	五味子6g	干姜7g	炮附子12g
生晒参12g	炙甘草6g		

3剂，水煎服。

【师傅诊治】脉弦细无力，拘象除。咳大减，仅偶咳。面红热除，仍肢冷，手足心多汗。恰行经，小腹痛，无寒热及神志见症。

证属：阳虚血泣。法宜：温阳活血通经。方宗：四逆汤合当归四逆加味。

炮附子 12g　干姜 6g　　红参 12g　　当归 12g

白芍 12g　　桂枝 12g　巴戟天 12g　肉苁蓉 12g

7 剂，水煎服。

另：鹿茸 15g、紫河车 15g，共为细面，分 30 次冲服，日 2 次。

按：小青龙治外寒内饮者，此案无寒热身痛，无太阳表证，故此案用之非解太阳之外寒。其所解之寒，乃阳虚阴盛，是阳虚所产生的内寒。内寒入肺，肺为寒束，不得宣降而为咳。所以，此时用小青龙，在于发越阳气以宣肺解寒凝，非为太阳表实而设。

或问，你说是阳虚内寒束肺，我说是客寒未解伏肺，有何不可？曰：中医是"审证求因"，寒实者，脉当沉紧，虚寒者，脉当沉而无力，此案脉弦细拘而无力，当然属阳虚之内寒，而非外客之实寒。

或问，小青龙乃麻黄汤之衍生方，太阳表实可散，阳虚内寒束肺者亦可散，何师傅独曰治阳虚之内寒？曰：诚然，小青龙内外寒皆可用之，小青龙本治外寒，然桂甘姜枣麻辛附汤乃转大气之方，可看成小青龙汤去酸收之芍药、五味，加附子组成，此方则专治阳虚阴盛而非散外寒者。若确为寒实在表，小青龙当加辅汗三法；若客寒不在表，而伏郁于肺者，亦当加辅汗三法，使邪随汗解。而本案虽亦用小青龙，但不用辅汗三法，其作用在于激荡发越阳气，解寒凝而宣肺，且方中干姜、附子、人参、桂枝乃四逆之意，在温阳基础上用麻黄，又不加辅汗三法，何虑其亡阳。仲景所立之阳微不可汗，是指纯用汗法，而无回阳之品监之，故禁。

八十、热郁于肺

【学员诊治】梁某，男，30岁，鹿泉市人。2011年1月7日初诊：咳嗽两月余，痰白，量中等，无寒热胸痛，疲乏、腰酸，急躁易怒，早泄，余尚可。曾服龙胆泻肝丸、知柏地黄丸未效。

脉滑数，寸旺尺差。舌稍红。

证属：热郁于肺。

黄芩 9g	黄连 9g	麻黄 3g	石膏 15g
杏仁 9g	熟地 15g	生姜 7g	生甘草 6g

【师傅批改】脉沉滑数，舌稍红。

学员诊为热郁于肺，正确，但用药欠当。

热郁于肺者当清透，以使郁伏之热透达于外而解。学员以芩连清此热，欠当。芩连苦寒降泄，无透热作用，宜于实火者；石膏辛甘寒，可达热出表，凉而不遏，宜于无形弥漫之热者。

然实热与无形弥漫之热如何分别？实热者，脉数实；无形弥漫之热者，脉洪大。然热盛极而脉数人又有力者，可苦寒甘寒并用如清瘟败毒饮，白虎汤与黄连解毒汤并用。

学员麻黄仅3g，量太少，故改为麻黄8g、石膏20g，芩连、熟地皆去之。

证属：热郁于肺。宗：麻杏石甘汤主之。

麻黄 8g　生石膏 20g　杏仁 9g　生甘草 6g

3剂，水煎服。

186

【学员诊治】2011 年 1 月 10 日诊：咳嗽明显减轻，昨日一天未咳，今晨咳一两声。咽痒、咽干。合房可持续四五分钟。脉弦数，舌红暗，苔少。

证属：肝热。法宜：清肝佐以生津。

龙胆草 5g　　黄芩 10g　　　丹皮 10g　　寸冬 12g

生地 15g　　旋覆花 15g　　代赭石 18g

7 剂，水煎服。

按：麻杏石甘汤为《伤寒论》治肺热咳喘之名方。原文为太阳病汗下之后，"汗出而喘无大热者"，可予麻杏石甘汤。无大热者，乃表无大热，热在肺，故喘。汗者，热迫津泄也。

用麻杏石甘汤清透肺中郁热，但要注意麻黄与石膏的比例，《伤寒论》中石膏比麻黄为 2：1，《温病条辨》中为 4：1。热重则重用石膏，郁重则重用麻黄。我这一辈子屡用麻杏石甘汤，但麻黄量轻，后加大麻黄用量（如 8g）而效彰。

八十一、痰热咳嗽

【学员甲诊治】李某，男，33 岁。2011 年 2 月 20 日初诊：三周前外感，输液后好转，咳嗽未愈。自服养阴清肺等药未效，现仍咳，左胸痛，咳时痛重，痰少，余尚可。半年前发现高血压 150/110mmHg，未服降压药，目前稳定在 140/100mmHg。

脉沉弦滑数，舌晦。

证属：痰热结胸。方宗：小陷胸汤合升降散主之。

僵蚕 12g	蝉蜕 7g	姜黄 12g
川军 4g	黄连 12g	瓜蒌 18g
半夏 12g	川楝子 9g	元胡 9g

【学员乙诊治】证属：痰热。法宜：清化痰热。方宗：瓜蒌薤白半夏汤。

| 瓜蒌 15g | 薤白 10g | 半夏 10g |
| 胆星 12g | 竹茹 12g | 五灵脂 6g |

【学员丙诊治】证属：痰热。方宗：小陷胸汤主之。

| 黄连 10g | 半夏 10g | 瓜蒌 18g | 枳实 10g |

【学员丁诊治】脉滑数。

证属：痰热壅盛。方宗：泻心汤合小陷胸汤。

| 黄芩 10g | 黄连 10g | 大黄 4g | 栀子 12g |
| 半夏 12g | 瓜蒌 30g |

【学员戊诊治】脉沉滑数。

同意学员甲方，加菖蒲 9g、郁金 9g、竹茹 12g。

平脉辨证传承实录百例

【师傅批改】脉沉滑数。

此证以其脉滑数，属痰热互结。

病位何在？病位的确定除靠脉诊之外，尚需结合脏腑辨证及经络辨证综合分析。本案症见咳嗽胸痛，所呈现的是肺经症状，因而判断此痰热是蕴结于肺，阻滞肺气，宣降失司而咳。

小陷汤治小结胸，曰："小结胸病，正在心下，按之则痛，脉浮滑者，小陷胸汤主之。"心下乃胃脘，与本案病位不同，且症状亦异，彼为心下痛，此为咳痰胸痛，小陷胸汤可用吗？可用。痰热结于胃者，此方可清化痰热；痰热在肺者，此方亦可清热化痰宽胸。

虑其透热之力不足，故加升降散，增其清透之力，亦佳。

因舌晦，有血行不畅之征，故加郁金、丹参佐之。

证属：热郁夹痰，阻滞气机。

学员甲方，去川楝子、元胡，加郁金 10g、丹参 15g。

7 剂，水煎服。

【学员诊治】2011 年 3 月 6 日诊：咳嗽、胸痛皆已轻微。目眵较多，鼻干，余尚可。血压 135/88mmHg。脉沉滑数稍大。舌略红暗，苔少。

上方加栀子 10g、豆豉 12g。7 剂，水煎服。

按：此案各位学员诊断意见比较一致，都认为证属痰热，只是用药有差别，孰者更优？

学员甲用升降散合小陷胸汤，加金铃子散。金铃子散行气疏肝活血止痛，似可不必，因升降散合小陷胸汤，清热化痰透

189

达之力已可，而金铃子散乃治肝郁化火者，病未涉肝，故治肝之药可删。

学员乙方用瓜蒌薤白半夏汤，该方治"胸痹不得卧，心痛彻背者，栝楼薤白半夏汤主之。"此为痰蕴而胸阳痹阻热不著，故无清热之品，而本案是痰热互结，法当清热涤痰，虽用竹茹，清热力逊。尤其加灵脂活瘀，可不必用，此案尚未致血瘀，可选气中血药兼之可也，如郁金。

学员丙以小陷胸加枳实，加得好，这与栀子豉汤加枳实同理，既化痰又破气滞，增其透散之力。瓜蒌薤白桂枝汤中即有枳实。丙加枳实，甲加升降散，何者为优？我更欣赏加升降散，不仅透邪，且通腑，使肺热从大肠而去，腑气通则肺气降。

学员丁苦寒太过，透达不足，不如甲方。

古代将医案称为脉案，即是以脉定证、立法、处方，夹述夹议，阐明医理，洞悉病机，纵横捭阖，妙笔生花，突显了脉诊在诊治全过程中的突出价值。其处方用药法度森严，君臣佐使主次分明，通过脉案的阅读，即可知晓医者的水平。仲圣乃医方之祖，仅93味药、113方，成就光辉千古的经典，真乃吾辈至圣先师。吾辈应努力向仲景学习，处方用药力求精练，谨守病机，切忌处方、药物庞杂堆砌。

八十二、痰热互结化风（高血压）

【学员诊治】张某，女，46岁。2010年7月26日初诊：
发现高血压已5年，最高160/120 mmHg，现服施慧达控制
血压。多于劳累后血压升高，血压高时项强。平素疲乏无
力，余尚可。即刻血压130/95mmHg。

脉沉弦数，尺略减。舌嫩红，齿痕，苔薄黄。

天麻 15g	钩藤 12g	石决明 18g	黄芩 9g
栀子 7g	杜仲 10g	怀牛膝 12g	益母草 10g
夏枯草 15g	葛根 12g	生甘草 6g	

【师傅批改】脉沉弦滑数，舌略淡。

因脉沉弦滑数且尺略减，诊为痰热化风，于天麻钩藤饮方
中加化痰息风之品。

证属：痰热互结生风。法宜：清热化痰息风。

上方加半夏10g、胆星10g、蜈蚣10条、全虫10g、桃红各
12g。

【师傅诊治】2010年8月2日诊：上方共服7剂。降压药已
停，精力见增，其他无不适。即刻血压146/96mmHg。脉沉涩，
右寸如豆。舌嫩红，齿痕，苔少。

涩乃精血虚，寸如豆乃阳浮动，故转而补益精血，潜敛浮
阳，方用地黄饮子合三甲复脉。

方中又加全蝎、蜈蚣，阳已升浮之时，本不该用，因二药
皆搜剔走窜，易助其阳动。幸方中大量滋潜之品，制二药走窜

之弊端。

（后证明：忽略了尺减肾虚这一病机，致二诊痰热除后，脉转沉涩，右寸如豆。）

证属：精血不足，虚阳浮动。法宜：补益精血，潜敛浮阳。方宗：地黄饮子合三甲复脉汤主之。

熟地 15g	山茱萸 15g	麦冬 12g	五味子 6g
远志 9g	茯苓 15g	肉苁蓉 12g	巴戟天 12g
鹿角胶 15g	生龙牡各 25g	败龟板 25g	全蝎 10g
蜈蚣 10 条			

2010 年 8 月 16 日诊：上方加减，共服 14 剂。自服中药始即停降压药，已三周。除项部略感不适外，余尚可。即刻血压 110/80mmHg。脉沉滑，左减，寸脉已平。舌淡红，苔薄白。

寸已平，知浮阳已潜。脉右滑左减，左减肝虚，右滑痰蓄，故诊为肝虚夹痰，方宗逍遥散合二陈汤，益肝健脾化痰，以固疗效。

证属：肝虚夹痰。方拟：逍遥散合二陈汤主之。

柴胡 8g	当归 12g	白芍 12g
茯苓 15g	白术 10g	党参 12g
陈皮 9g	半夏 10g	天麻 15g

14 剂，水煎服。

按： 停降压药后，脉上必然产生一定变化；用中药后，脉亦理应产生一定变化，但中药与西药各自对血脉产生什么变化，不得而知，只能观其脉证，知犯何逆，随证治之。

一诊清热化痰息风，为实证，二诊转而滋潜，为补虚，其变化何其大，究竟是停西药的反应，还是服中药的转化？尚难说清，只能脉变证变，方药亦变。三诊又转为肝虚夹痰，予逍遥散合二陈汤，是耶非耶？只能以实践为据，在停降压药后，血压一直稳定，且症状基本消除，脉亦趋正常，应说是有效或显效，实践证明还是基本正确的。

八十三、心悸

【学员诊治】李某，女，40 岁。2010 年 8 月 14 日初诊：心慌乏力，每次发作需 10 多分钟至数小时方能缓解，于活动、生气、饥饿后易发作。冬天怕冷，寐易醒多梦，便秘，两三天一解，余尚可。

脉弦无力。舌嫩红，少苔。

证属：阳虚。

桂枝 12g	茯苓 15g	白术 10g	红参 12g
炮附子 12g	肉苁蓉 20g	巴戟天 15g	炙甘草 10g

【师傅批改】脉沉弦拘滞减。

一诊学员与师傅证治基本符合，学员诊为阳虚心悸，方用参附汤合苓桂术甘汤主之。

师傅以其脉沉弦拘减，减为阳虚，拘为寒凝，选用桂甘姜枣麻辛附汤主之，既可温阳，又可激发阳气解寒凝，故易之。

证属：阳虚寒痹心脉。方宗：桂甘姜枣麻辛附汤主之。

桂枝 9g	炙甘草 9g	生姜 6 片	麻黄 5g
细辛 5g	炮附子 12g	白芍 12g	大枣 6 枚

7 剂，水煎服。

二诊：2010 年 8 月 21 日诊。

【学员甲诊治】药后心慌减少，仅昨日心慌一次，咽喉痛，仍便秘，余同前。

脉：右弦滑略数，左弦细数。舌嫩红，苔白。

证属：热郁。方宗：升降散主之。

僵蚕 10g	蝉蜕 6g	姜黄 6g	大黄 5g
瓜蒌仁 30g			

【学员乙诊治】脉沉弦滑数。

证属：肝火内郁。方宗：小柴胡汤合升降散。

柴胡 9g	半夏 9g	党参 10g	黄芩 12g
炙甘草 6g	僵蚕 10g	蝉蜕 7g	姜黄 9g
大黄 5g	栀子 9g	豆豉 9g	

【学员丙诊治】头痛、咽痛、易怒、心悸、便干。脉沉弦数促。舌可。唇暗。

证属：肝胆郁热兼瘀。方宗：泻青丸合新加升降散。

胆草 5g	栀子 12g	川芎 7g	防风 7g
茵陈 9g	僵蚕 12g	蝉蜕 7g	姜黄 12g
川军 6g	黄芩 9g	连翘 12g	双花 12g
桔梗 12g	生甘草 6g		

【师傅批改】脉弦细数减，拘滞之象已除。舌尚可。

二诊，三位学员都诊为热郁证，以升降散加减。

师傅诊其脉，拘滞之象已除，说明寒凝已解，转为弦细数减。细乃阴不足，减为气不足，故诊为气阴不足而心悸，予炙甘草汤主之。

证属：气阴不足。方宗：炙甘草汤主之。

炙甘草 10g	太子参 12g	桂枝 9g	麦冬 15g

干地黄 18g　　炙百合 15g　　生首乌 18g　　知母 6g

火麻仁 30g　　阿胶 15g　　　丹参 15g

三诊，2010 年 8 月 27 日诊。

【学员甲诊治】心慌未作，腹胀便秘已除，咽已不痛。

面部生疹，痒。

脉弦濡滑数。舌暗苔白。

证属：湿热内蕴。

瓜蒌 20g	黄连 8g	川木通 6g	滑石 10g
茯苓 15g	槟榔 15g	厚朴 10g	生地 15g

【学员乙诊治】脉右弦数，左弦略细数而减。

柴胡 9g	党参 12g	茯苓 15g	白术 10g
当归 15g	白芍 12g	炙甘草 6g	黄芩 9g
砂仁 3g	豆豉 9g		

【师傅批改】脉沉滑数减。舌淡红，苔薄白。

仍宗上方加瓜蒌 15g，去阿胶（因病人反映难咽）。

7 剂，水煎服。

按：学员与师傅的诊断，一实（学员所诊郁热乃实证）一虚（师傅所诊气阴不足乃虚证），何以虚实迥异，相差悬殊？

因真正能分辨虚实并非易事，典型者易分，不典型者颇费琢磨。虚实之分，首要在脉。仲景云："脉当取太过与不及"。太过者实也，不及者虚也。何以分虚实？沉取有力者为实，沉取无力者为虚，以沉候为准，因沉为本，沉为根。

一般的虚实之脉尚易分，但有两种脉象分之颇难：

一种是弦长实大搏指者，究为邪气亢盛，还是真气脱越，难以遽断。若弦长实大搏指，毫无和缓之象者，乃无胃气，为真气脱越，大虚之脉，当急敛正气。

另一种是邪遏太甚，脉沉伏细小涩迟者，是断为虚脉，还是断为邪遏太甚，亦难遽断。若沉伏细小迟涩者，若中有躁扰不宁之象者，乃邪遏阳郁，当透邪外出，展布气机阳自外达。

本案二诊，学员皆诊为实，吾诊为虚。从理论上讲，邪去而正未复，可以转呈虚证，但实践上能否得到印证？药后心悸未作，他症亦除，实践证明养阴益气是基本正确的。

参加讨论的各位学员，有院长、有科主任，皆毕业后从事临床20来年，且已跟师两年，尚出现虚实判断的错误，可见虚实之分并非易事，需长期磨炼。

八十四、阳虚气化不利

【学员诊治】沈某，男，39岁，石家庄市人。2009年10月23日初诊：近两年来，腰酸痛、头晕、神疲、乏力、手心热出汗，小便时有尿频、尿急，并有阴囊潮湿，夜尿每夜4～5次，饮食、睡眠可，便调。

脉沉弦滑。舌淡苔白。

处方：

黄芩 9g	生地 15g	龙胆草 6g	车前子 15g
当归 15g	苡米 30g	枳实 9g	木通 9g
柴胡 6g	甘草 6g	泽泻 15g	

【师傅批改】症如上。脉沉滞徐减，舌淡胖苔白。

学员原方予龙胆泻肝汤主之，可能着眼于尿频急、手心热汗出、阴湿等症，似湿热下注，故予龙胆泻肝汤。由此可见，仅据症状难以准确判断其证。

然脉沉滞徐减，且舌淡胖苔白，显系阳虚，气化不利。

脉沉主气。邪阻气滞，气血不能充盈、鼓荡于血脉则脉沉，此沉当沉而有力，为实。若阳气虚，无力帅血充盈鼓荡于血脉，亦脉沉，此沉当按之无力。沉而有力为实，沉而无力为虚。

脉滞指脉之振幅搏起小，其义同沉，以沉而有力、无力分虚实。

徐，即脉来去皆徐。何以称徐而不称缓？因缓脉亦来去徐缓，但缓脉却从容和缓，不似该脉之沉滞而减；至数虽徐，却无缓脉之从容和缓之象，故以徐称。

脉减乃介于脉力正常与无力之间，故曰减。减乃不足之脉。此脉沉滞徐减，乃阳气虚馁所致。

阳虚即为该患者的病机、证，此即以脉定证。既为阳虚，用龙胆泻肝汤清利湿热，乃犯虚其虚、实其实之误。

脉既明，则进而在中医理论指导下解其诸症。何以腰酸痛？腰为肾之府，肾阳虚，故腰酸痛。何以头晕？头为诸阳之会，必清阳以充，肾精以养，今肾阳虚，头失阳之充养，故尔晕。何以神疲乏力？阳气者，精则养神，阳虚神无所倚，故神疲乏力。何以溲频急？肾司二阴，阳主固摄，阳虚不固而溲频急。何以手心汗出？手心为手厥阴心包经所过，肾阳既虚，上乘于心，心包为心之宫城，心气不足而手心多汗。何以手心热？俗皆以手足心热为阴虚痨热解。固然，阴虚者有之，但湿热、瘀血、火郁、疳积、脾虚、阳虚肝郁、肝阳亢等皆可导致五心烦热。阳虚者当手足寒，何以手心热？乃积阴之下必有伏阳所致。阳气者，当游行于周身，以温煦激发各脏腑、组织的功能。若阳已虚，虽然已虚，然阳未亡、未尽，尚有余阳，则此已馁之阳无力敷布，必聚而化热、化火，此火走窜阴经，即可于阳虚诸症中见手心热，此即积阴之下必有伏阳。从手心热这一症来看，必须胸有全局，知道手心热的各种原因和病机，才能全面分析判断；也体现了辨证论治必须在中医理论指导下，才能正确辨证；也体现了辨证论治的主要依据是脉诊，脉异则证异，脉变则证变，此即平脉辨证。

此案证治对否？尚需实践检验。

证属：阳虚，气化不利。法宜：温阳化饮。方宗：五苓散加附子。

桂枝 12g　　茯苓 15g　　白术 10g　　泽泻 15g

猪苓 12g　　炮附子 12g　　炙甘草 9g

7 剂，水煎服。

2009 年 11 月 2 日复诊：药后腰酸痛、头晕、神疲乏力、手心热出汗已缓解，仍有尿频、尿急，阴湿。脉沉缓滑减。舌淡胖，苔白。

复诊时症状缓解，且手心热、汗除，说明辨治基本正确。溲尚频急者，乃肾虚未复，加益智仁温肾固涩，蛇床子益肾去湿。

上方加益智仁 10g、蛇床子 15g。

八十五、肝肾阴虚，虚风内动

【学员诊治】邵某，女，39岁。2009年10月16日诊：腰痛、腿痛、腿凉、腿软一年，近加重。自幼先天性双髋关节脱位。出生时发烧后小脑受损，遗留语言不清，面痉头摇，手足抽动，跛行。经期血块多，经前乳胀。食可。便干。

脉沉弦滑细数。舌绛红少苔。

证属：郁火伤阴，宗升降散合薛生白《湿热论》第四条方。

僵蚕 12g	蝉蜕 7g	姜黄 12g	川军 4g
地龙 10g	滑石 10g	威灵仙 15g	秦艽 10g
炒苍耳子 15g	丝瓜络 15g	海风藤 15g	黄连 10g
怀牛膝 15g	川芎 9g	独活 9g	生地 12g

【师傅批改】症如上。脉沉弦细数减。

学员以脉沉弦滑细数且舌绛，诊为郁火伤阴。沉主气，弦主郁，滑数为热，细乃阴不足。若依此脉，诊为郁火伤阴，予升降散透达郁热是正确的。但合薛生白《湿热论》第四条之方，欠当。该方治湿热浸淫经络脉隧而引起的痉症，此案既诊为郁火伤阴，再用化湿通经之品欠当。

吾审阅时，舌症如上，唯脉有别，为沉弦细数减。此一减字，使该案的理法方药皆变。减为虚，此证当属肝肾阴虚，虚风内动。若无减字，则本案当属实证，诊为郁火伤阴是正确的，用升降散亦对症。一字之别，虚实判然，这就是脉变则证变，证变则理法方药皆变，可见脉诊在辨证中的重要价值。

吾辨证之法乃首分虚实。虚实之要，重在沉取有力无力以别之。本案沉取为减，则属虚证无疑。然何者虚？脉细数而减，乃阴虚使然。脉何以沉？乃脉失阴血充盈而为沉。脉何以弦？脉之柔缓，当气以煦之，血以濡之。今阴虚，则脉失濡而不柔，致脉弦。弦主风，故诊为肝肾阴虚，虚风内动。此即以脉定证。

证既明，则进而以脉解症，以脉解舌。言謇、面瘛、头摇、肢搐，皆振掉之风症。风从何来？脉弦细数减，乃肝肾阴虚，筋脉失濡而拘，虚风内旋，走窜肢体筋脉则肢搐，窜于面部阳明经脉而面瘛，窜于舌本而言謇。腿凉，非因阳虚，因脉为细数之脉，阴血失充，经脉不利，气血运行亦泣，阳不通则寒，阴不通则痛、则挛。故此腿凉，不用扶阳辛热之药治之，重在滋阴血，阴血足，血脉畅，阳气可运，其凉自除。

舌绛红者乃肝肾阴虚之象，此舌与脉一致。这番对脉舌症的解释，皆依中医理论而解，体现了吾以脉为中心的辨证思维特点。

证既明，则法应滋肝肾，平肝息风，故方取三甲复脉主之。

加地龙、蜈蚣，意在息风、解痉、通络，与法相符。再诊加熟地滋阴，加鹿角霜补督脉，与法不悖。

证属：肝肾阴虚，虚风内动。法宜：滋养肝肾，平肝息风。方宗：三甲复脉汤加减。

生龟板 15g	生鳖甲 15g	生龙牡各 15g	干地黄 12g
赤白芍各 12g	麦冬 10g	五味子 6g	山茱萸 12g
石斛 10g	川断 10g	地龙 10g	蜈蚣 5 条

7 剂，水煎服

【**师傅诊治**】2009 年 10 月 30 日二诊：因说话不利，患者自己打了个病情报告："喝了几天药，腿疼好多了，腰也不太难受了，但用劲或上楼，大腿根还是疼痛没劲，膝盖发软发凉。前几天突然右侧腰疼得直不起来，现在坐久了疼、难受。两三年了，到冬天腰就不舒服，后背疼，几个月一直不好。喝药前几天大便不成形，现在好了，不便秘了。谢谢大夫。"

脉弦细数。舌绛少苔。

上方加熟地 12g、鹿角霜 15g。7 剂，水煎服。

八十六、气血两虚，虚风内动

> 【学员病历】徐某，女，44岁。2009年11月20日初诊：头痛、头晕半年，两太阳穴胀痛明显，情绪波动时加重。右臂时酸胀痛、右手指麻、舌不利已月余，其他尚可。MRI正常，BP130/85mmHg。
>
> 脉沉弦滑。舌淡红，苔白。
>
> 证属：痰阻，清阳不升。
>
> 处方：
>
> | 半夏 12g | 瓜蒌 12g | 陈皮 6g | 菖蒲 9g |
> | 白术 12g | 黄连 8g | 葛根 12g | 蔓荆子 8g |
> | 天麻 12g | 羌活 6g | 丝瓜络 12g | 忍冬藤 12g |

【师傅批改】 脉沉涩无力。

此案学员摸脉为脉沉弦滑，诊为痰阻气滞风动，予半夏天麻白术汤，辨证论治皆恰当。

然吾再诊其脉，脉沉涩无力，则整个方证皆变。脉沉无力乃属虚证；涩而无力，乃阳气精血皆虚。头晕、肢麻、舌强皆虚风萌动之象，当防其中风昏仆，故予补益精血、息风之剂治之。学员所开半夏天麻白术汤乃治风痰之属实者，用之于虚风，则犯虚其虚之戒。

证属气血两虚，虚风内旋。法宜补益气血，息风解痉。方宗可保立苏汤加减。

| 川芎 8g | 当归 12g | 白芍 12g | 熟地 12g |

生芪 12g	党参 12g	白术 10g	茯苓 15g
巴戟天 12g	肉苁蓉 12g	防风 8g	蔓荆子 10g
天麻 15g	蜈蚣 10 条	全蝎 10g	僵蚕 12g

7 剂，水煎服。

【师傅诊治】2009 年 11 月 30 日二诊：药后头晕痛、舌僵、肢麻皆减。左耳道疱疹引发左颊部阵痛，已三年，月经量少。脉：寸旺，阴脉沉涩无力。舌淡红，苔白。

药后症状减轻，可认为辨治基本与病情相符。然脉突转为寸旺，阴脉沉涩无力，当与首诊方药有关。虽气血两虚，当予益气，然精血亏者，阳易浮动，再予芎、归、参、芪、防风等温而升浮之品，阴柔不足，阳刚有余，致阳浮而寸旺，故转用滋潜之品以治之，防其阴阳离决。

切不可囿于效不更方，继予首方服之。方证之变体现了中医的恒动观。如果想准确、及时地把握病情的变化就要谨守病机。而病机之变，主要依据脉象之变，脉变则证变，治法方药亦随之而变。

证属：肾精血虚，虚阳浮动。法宜：益精血，潜阳息风。方宗：三甲复脉汤加减。

生龙牡各 20g	生鳖甲 20g	生龟板 20g
熟地 15g	山茱萸 15g	当归 15g
白芍 15g	五味子 6g	肉苁蓉 15g
巴戟天 12g	蜈蚣 10 条	全蝎 10g
僵蚕 15g		

2009 年 12 月 14 日三诊：上方共服 14 剂，头胀痛、舌强、肢麻等症已不著，然脉未复。

继予 7 剂，后未再诊。

按：吾辨证特点之一是首分虚实。经云："百病之生，皆有虚实"，"其虚实也，以气口知之。"景岳云："欲察虚实，无逾脉息。"所以，虚实之分首重于脉。脉诊虽纷纭繁杂，然首重沉取有力与无力，有力为实，无力为虚，此即脉诊之纲要。当然，典型的沉取有力无力好辨，若不典型者，则需仔细思忖，以免误判。此案首诊学员之误，全在沉取之有力无力之误，以致误将虚证断为实证。

平脉辨证传承实录百例

八十七、气虚痰阻（房颤心衰）

【学员诊治】赵某，男，72 岁。2009 年 11 月 6 日初诊：发作性心悸、头晕、气短已两年。近半年来咳嗽痰少、纳少、寐易醒，二便可，下肢无浮肿。曾于 2007 年两次住院，诊为老年性瓣膜病、房颤、心力衰竭。2008 年肾癌，右肾切除。即刻血压 100/30mmHg。

脉弦无力寸著，参伍不调。舌红，苔腻。

证属：气虚痰阻。法宜：益气化痰通阳。方宗：补中益气合二陈汤。

人参 10g	炙黄芪 15g	白术 12g	当归 12g
陈皮 10g	炙甘草 6g	升麻 6g	柴胡 6g
炒枣仁 20g	远志 10g	半夏 15g	茯苓 15g
竹茹 6g			

【师傅批改】脉舌症如上，然尺脉旺。

头晕、心悸、气短可因多种原因而引发，仅凭上症，其病机难以遽断。

若依舌诊来断，舌红苔腻当为湿阻热伏所致，法当化湿清热。

然脉弦无力寸著，且参伍不调，当属气虚痰阻，清阳不升，故头晕、心悸、气短。其寸著者乃土不生金，脾肺气虚且痰阻，肺失肃降而咳。法当益气升清化痰，学员予补中益气合二陈汤，方证相应，尚属恰当。

余审之，脉舌证如上述，唯增尺旺，按之并不虚，此相火旺之脉，故予原方增大补阴丸以制相火。

尺脉何以旺？皆知土克水。五行与五脏相配，心火、肺金、脾土、肝木、肾水。土能克水之水，乃指肾而言。肾乃水火之脏，真阴真阳所居，乃人身阴阳之根。土能克水，皆知土可制水饮上泛，但言土尚能制相火者鲜，致对东垣以甘温除大热，主以补中益气汤者，多困惑不解，或曰阳虚，或曰阴虚，或曰湿阻，皆因对土能克水理解片面。

东垣于《脾胃论》中解释甘温除大热用补中益气汤之机理时曰："脾胃气虚，则下流于肾，阴火得以乘其土位。"何为阴火？曰："阴火者，起于下焦"，"相火，下焦包络之火，元气之贼也。火与元气不两立，一胜则一负。"这明确指出是由于脾胃气虚，导致相火动。所以土克水，不仅制水饮上泛，亦制肾中相火妄动。

本案之尺脉旺，亦因脾肺之虚，上虚不能制下，因而相火妄动。如何治之？按东垣所云，当径予益气升清即可制相火之妄动，但余却把握不好。土虚固宜健脾益气升阳，但相火妄动之时，升阳恐助其相火之升动，两相掣碍，故余健脾益气升阳之时恒加大补阴丸，防其相火更加升动。此即本案加大补阴丸之考虑。

若尺虽旺，按之无力者，则非大补阴丸所宜，当予引火归源。此种脉象虽少，但并不罕见，当进一步求索。

予原方中加熟地 15g、龟板 20g、知柏各 6g、丹皮 10g。7剂，水煎服。

【师傅诊治】2009 年 11 月 16 日二诊：上症稍减。脉如上，尺旺按之减。舌已不红，腻苔退，舌根苔未净。

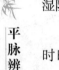

平脉辨证传承实录百例

208

上诊服药之后症渐轻，且尺已平，可认为吾之证治与病情尚符，此所谓"临证之一得"乎？

上方去丹皮、知柏，加山茱萸15g、五味子6g、巴戟天15g。7剂，水煎服。

2009年12月14日三诊：药后曾出汗一次，上症已不著。脉转弦濡缓，寸弱，尺已平。根苔已退。

曾云汗出，这值得引起注意。此汗当为不汗而汗之正汗，张锡纯云："发汗原无定法，当视其阴阳所虚之处而调补之，或因其病机而利导之，皆能出汗，非必发汗之药始能汗也。"何以为汗？经云："阳加于阴谓之汗。"必阴阳充、气机畅方能阳施阴布以为汗。据此汗，可推知阴阳已然调和，故症减尺平，此乃测汗法。

依上方去熟地、龟板、竹茹，改陈皮6g。14剂，水煎服。

按：苔腻，乃湿气重，何以加大补阴丸，不虑其碍湿乎？吴鞠通于湿温篇中曾明确指出，有湿浊者，"润之则病深不解。"且曰："湿气弥漫，本无形质，以重浊厚味之药治之，愈治愈坏。"

湿禁养阴，亦不可一概而论。仲景之白头翁加阿胶法，开湿热加养阴之法门。龙胆泻肝治肝胆湿热，反加生地；局方甘露饮治胃中湿热，反用二冬、二地与石斛，可见湿热盛者，养阴之品未必皆禁。

何时加养阴之品，一是苔厚而干，湿未化而津已伤，当加养阴生津之品，湿方得化；二是白苔绛底者，乃湿未化，而热伏入阴者，当加清营养阴之品，以防窍闭。路志正老师提出

"湿盛则燥"这一论点，真乃卓见。皆知湿与燥相互对立，而湿盛则燥则无人论及。何也？湿乃津液停蓄而化。水湿痰饮一类，皆津液停蓄所化。津液停蓄，既已化为水湿痰饮，则正常之津液必亏，津亏则燥化，此即"邪水盛一分，正水少一分"之理。湿既盛，津必亏，故化湿之时佐以养阴生津之品，不仅不禁，反切合医理。

此案苔腻反加大补阴丸，不仅未碍，腻苔反化，此即湿盛燥生之佐证。陆老这一卓见，独具慧眼，实为发皇古义出新说之典范，吾辈之楷模。

八十八、肝阴不足，风阳上扰（脑瘤）

【学员诊治】贾某，女，31岁，定州人。2009年11月30日初诊：头痛半年，以头顶痛为主。因中枢脑瘤，行切除术后50天。其他无不适。

脉沉弦数。舌可。

| 僵蚕 12g | 蝉蜕 6g | 姜黄 9g | 大黄 2g |
| 连翘 12g | 柴胡 6g | 胆草 6g | 栀子 9g |

【师傅修改】脉沉弦细数右寸旺。舌可。

脉沉弦数为肝热，学员予升降散加清泄肝热之胆草、栀子甚妥。

然审阅学员案时吾诊脉为沉弦细数，右寸旺，细乃阴不足，寸旺乃风阳上扰，故予镇肝息风汤加减。

证属：肝阴不足，风阳上扰。法宜：滋水涵木，平肝息风。方宗：镇肝息风汤主之。

生龙牡各 20g	代赭石 18g	怀牛膝 12g
生白芍 18g	干地黄 15g	赤芍 12g
丹皮 12g	川楝子 9g	僵蚕 15g
蜈蚣 10 条	全虫 10g	水蛭 10g
土鳖虫 10g		

7剂，水煎服。

【师傅诊治】2009年12月7日二诊：头痛减轻，右头项略麻。服药3剂后经至，腰痛，大便色黑。脉沉弦数，右寸已平，尺略差。

头痛虽轻，然脉尚弦细数，右寸已平，为肝阳已敛。尺略差且腰痛，乃肾脉略虚，故守上方加杜仲、巴戟天、肉苁蓉，以壮腰肾。

上方去水蛭，加炒杜仲12g、巴戟天12g、肉苁蓉12g。14剂，水煎服。

据西医诊断，此病预后差，吾所治之十数例无愈者。此案仅从辨证角度论之。

八十九、肝火犯肺（肺心病）

【学员诊治】赵某，男，57岁，平山人。2009年11月23日初诊：心慌、气喘五年，喘甚则俯跪于床，痰凉，寐少，每日2～3小时，口渴欲饮，舌两侧溃疡痛。小便不畅，眼不肿。既往：慢性支气管炎、肺气肿、肺心病、心脏左室扩张、主静脉返流。心电图：低电压，肺形P波，顺时针方向转位。

脉：左反关，右弦滑数急。舌红少苔，舌下瘀点。

证属：肝火犯肺，夹痰夹瘀。

龙胆草5g	栀子10g	黄芩10g	知母5g
黄连10g	丹皮12g	赤芍12g	枳实10g
茯苓15g	竹茹10g	炙甘草10g	

【师傅批改】脉弦滑数急。弦而数急者，肝热盛也。《伤寒论》曰："脉数急者为传也。"滑主痰。舌下瘀点，夹瘀。诊为肝火犯肺，夹痰夹瘀。学员处方用龙胆泻肝法泄肝火，加活血化痰之品，尚合病机。余加三子，降气涤痰，以畅利肺气。

上方加苏子10g、葶苈子12g、皂角8g。7剂，水煎服。

【学员诊治】2009年12月21日二诊：喘已轻，寐改善，痰已不凉，不能闻异味。脉弦滑数，尺弦细。舌红，尖溃疡。

上方加白芍15g、生龙牡各15g、白术10g。

【师傅修改】 脉弦细减。

二诊，药后虽减，仍予原方加减则误。

因迭经清汗泄火涤痰后，脉之数急之象已除，知肝火已清；滑象亦无，知痰气已蠲。脉转弦细减，乃邪实去，虚象露，转而补肝肾，纳气归原，予济生肾气丸主之。

该案二诊时虽已效，然而机变，未能谨守病机，仍守原方，犯虚虚之戒。

证转：肝肾阴虚，肾不纳气。法宜：补肝肾纳气。方宗：济生肾气丸加减。

熟地 15g	山茱萸 15g	山药 12g	白芍 15g
云苓 15g	泽泻 10g	车前子 10g	怀牛膝 10g
丹皮 12g	五味子 6g	葶苈子 10g	肉桂 4g
磁石 15g			

7 剂，水煎服。

另：蛤蚧 3 对，研粉，每服 2g，日 2 次。

按： 中医辨证论治是恒动观，病机变，则治亦变，这就要求一个成熟的大夫要守得住，变得活。守得住，即病机未变，虽一时未效，仍要坚持原法治之，药力达到后自然可效。吾常喻之谓蒸馒头，馒头未熟，非方法不对，乃火候未到，火候到了，馒头自然熟了。但缺乏经验的大夫，往往二三诊不效心里就发毛，改弦更张，另换方子，换来换去，转去转远，心里没底，只能瞎碰，根子在于识证不真。然已经取效者，又易囿于效不更方的俗套，若虽效，病机已变，亦要随机而变。守得住与变得活，这是一个大夫逐渐成熟的表现。变与不变，皆当谨守病机，病机未变则治不变，病机已变则治亦变。

九十、痰瘀互阻（心肌缺血）

【学员诊治】高某，男，65岁。2009年12月14日初诊：气短、胸部不适、善太息半年，天冷及活动后加重。夜间平卧时咽痒、咳嗽，侧卧缓解。时腹胀、腹痛。余尚可。心电图：Ⅱ、Ⅲ、aVF呈qR型，T波：Ⅰ、aVL低平。胃镜：浅表性胃炎，肝囊肿，HBsAg（+）。

脉沉弦滑略数。舌暗红，有瘀斑。

证属：痰瘀互阻。

黄连9g	半夏12g	瓜蒌20g	枳实9g
竹茹10g	陈皮7g	茯苓15g	胆星12g
菖蒲12g	郁金10g	丹参15g	炙甘草6g

【师傅修改】症如上。脉沉弦而拘。

此案既有冠心病的表现，又有消化、呼吸系统的症状，然脉沉弦而拘，此即寒凉所致，并无表证，寒伏于里者，照样可用汗法。

此寒痹胸阳，法当散寒宣肺。方宗：小青龙汤主之。

麻黄9g	桂枝12g	细辛7g	干姜7g
半夏12g	白芍12g	五味子7g	炙甘草7g
生姜10g			

3剂，水煎服。3小时服一煎，啜粥温覆取汗，汗透停后服。

【学员诊治】2009 年 12 月 18 日二诊：服药后汗透，胸不适减半，胃亦未胀。尚活动后气短，进食后胃痛。偶有持物手颤，已 2 年。脉沉弦滑数略有涌动且劲。舌暗红，有瘀斑。血压 126/82mmHg。未予处方。

【师傅批改】脉弦滑数较有力。

复诊云，汗透，胸胃之症顿减，说明汗法对证。

汗后之变，当"观其脉证，知犯何逆，随症治之。"本案二诊，脉转弦滑数且有力，乃寒除热起，转而清热活血，涤痰息风。

证属：痰瘀互结，化热生风。法宜：清热活血，涤痰息风。方宗：黄连温胆汤加味。

黄连 12g	半夏 12g	瓜蒌 20g	竹茹 10g
枳实 9g	茯苓 15g	胆星 10g	陈皮 7g
菖蒲 10g	炙甘草 6g	桃红各 12g	当归 15g
郁金 12g	薤白 12g	赤芍 15g	川牛膝 10g
蜈蚣 10 条			

7 剂，水煎服。

【学员诊治】2009 年 12 月 25 日三诊：胸闷、气短症状明显减轻，已能平卧，未出现腹胀腹痛，进食、睡眠可。有轻微头晕，晨起大便三次，为成形软便，小便正常。脉沉弦滑数略动。舌暗红，有瘀斑。

药后诸症皆已不著，然脉尚欠和缓，乃邪未尽，故予上方继服。

216

上方因便次多，去川牛膝、当归，加天麻 15g、钩藤 15g。7 剂，水煎服。

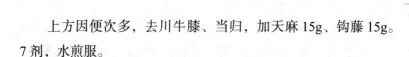

按：发汗法是中医治病的大法之一。发汗法，当有广义与狭义之分。

广义的发汗法涵盖范围甚广，包括八法之汗、吐、下、温、清、补、和、消，凡能使阴阳调和而汗出者，皆可称谓广义的发汗法。《素问·评热论》曰："人之所以汗出者，皆生于谷，谷生于精。"王冰诠曰："精气胜，乃为汗。"张锡纯云："人身之有汗，如天地之有雨，天地阴阳和而后雨，人身亦阴阳和而后汗。"又曰："发汗原无定法，当视其阴阳所虚之处而调补之，或因其病机而利导之，皆能出汗，非必发汗之药始能汗也。""白虎汤与白虎加人参汤，皆非解表之药，而用之恰当，虽在下后，犹可须臾汗出。""不但此也，即承气汤，亦可为汗解之药，亦视其用之何如耳。""寒温之证，原忌用黏腻滋阴，而用之以为发汗之助，则转能逐邪外出，是药在人用耳。"这就是"调剂阴阳，听其自汗，非强发其汗。"张锡纯先生对汗法论述透彻，且深合经旨。这种法无定法的汗法，可称之为广义汗法。

狭义的汗法，是指确有客邪所犯，用辛味发散之品，令其发汗，使邪随汗出而解者。客邪包括寒、风、湿、燥、火、暑。这个先后排列顺序是依汗法应用的价值排列的。汗法主要针对风寒，其次是湿邪。当然，彼此多有相兼。

狭义的汗法主要治疗两大类疾病，一类是邪犯肌表、经络者，当汗而解之，如麻桂剂、葛根汤剂、青龙汤剂、麻杏苡甘汤类，或羌活胜湿汤、升阳除湿汤、九味羌活汤等。一类是邪陷于里之沉寒痼冷证。如寒邪客于三阴，可引起三阴的广泛病变，如现代医学的脑中风、高血压、冠心病、肾脏病、肺系病、肠胃病等，皆可施以汗法，非必局限于邪在肌表者，其应用范围远远比传统的汗法要广。

掌握汗法的应用指征，这是很关键的。关键的一点是脉痉。寒主收引、凝泣，反映在脉象的特征就是弦紧拘滞，这种脉象，余称之谓痉脉。这种脉象，可浮可沉。若邪客于表者，亦可脉沉。见这种寒痉之脉，若出现心绞痛，则解为寒痹心脉；若出现高血压之头晕头痛，则解为血脉蜷缩而血压高，并见头晕头痛等；若见憋气、呼吸不利，则解为寒伏于肺；若见消化系统症状，则解为寒犯胃肠；若见水肿、小便不利，则解为寒伏三焦等。凡此皆可汗而解之。至于舌诊，可正常，可舌淡胖，可舌红暗绛紫，此等红暗绛紫之舌皆寒凝血瘀所致，不以热看。

服辛散之药，余皆加用辅汗三法，即连续服药，两三个小时服一煎，使药力相继；二是啜热粥；三是温覆，以助药力。服后务求汗透。汗透的标准是遍身漐漐微似汗出，当持续汗出三四个小时。若局部出汗或阵汗，皆非汗透。不予辅汗三法，虽服麻桂，亦未必汗出。

汗之出，并非简单的水液渗出于肌肤，而是一个非常复杂的机制。经云："阳加于阴谓之汗"，必阴阳充盛，且输布通畅，方能阳气蒸腾，阴液敷布而为汗。阳气之生根于先天，生于后天。阴精之生亦根于先天，生于后天。阴阳的敷布赖肾水之升、脾之运化、肺之宣降、肝之疏泄、三焦之通畅，各脏腑组织之升降出入正常，方可阳加于阴汗乃出。经云："肾合三焦膀胱，三焦膀胱者，腠理毫毛其应。"三焦乃水液之通道，原气之别使；理者，脏腑肌肉之纹理也。这种纹理乃密密麻麻布满全身，且至细至微，致肉眼不可见，从脏腑直至在外的肌肤毫毛，皆需阳气充塞，阴精敷布，此即阴阳调和。据此汗出，则可推知已然阴阳调和矣，此即测汗法。

九十一、热伏肺胃

【学员诊治】刘某，男，4 岁。2009 年 11 月 11 日诊：两周前外感发热，烧退咳不止，经输液效差。食可，便调。

脉弦滑数稍减，舌可。

证属：气虚痰热。方宗：六君子汤合银翘散。

双花 10g	连翘 6g	荆芥 6g	牛蒡子 6g
竹叶 6g	薄荷 6g	太子参 10g	半夏 9g
茯苓 12g	白术 6g	陈皮 6g	炙甘草 6g
鱼腥草 15g	紫苑 12g		

【师傅批改】脉滑数。

脉滑数乃痰热内蕴，若脉减，则为虚证，学员诊为气虚痰热，当无大疵。

然吾审阅时，见脉滑数不减，则非虚证，亦非虚实相兼，故诊为外感余热蕴伏肺胃，予竹叶石膏汤治之。

此外感后，余热蕴伏肺胃。

法宜：清肃肺胃。方宗：竹叶石膏汤主之。

生石膏 15g	知母 4g	半夏 6g	寸冬 12g
党参 10g	竹叶 6g	鱼腥草 12g	紫苑 10g
云苓 9g			

7 剂。水煎服。

2009 年 12 月 18 日二诊：咳止，尚有痰。脉滑数，热未靖。

药后咳止，然脉尚滑数，知痰热未清，故予原方继服。

上方加大贝 9g。4 剂，水煎服。

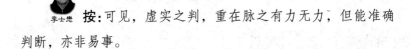 **按：**可见，虚实之判，重在脉之有力无力；但能准确判断，亦非易事。

九十二、阳虚寒痹经脉

【学员诊治】田某，男，32岁。2009年12月18日初诊：头懵如裹半年，下午明显。因工作关系睡眠较晚，余尚可。

脉弦拘。舌可。

证属：寒痹血脉。方宗：麻黄汤主之。

| 麻黄 10g | 桂枝 12g | 杏仁 10g | 炙甘草 6g |
| 细辛 5g | 苍术 10g | 羌活 5g | 僵蚕 10g |

【师傅批改】症如上。脉弦拘减，舌淡嫩红齿痕，苔薄白少。

患者主要症状为头懵如裹，俗皆以伤于湿解此症。湿脉当濡，即软也，然学员诊得此脉弦拘，乃寒主收引凝涩之脉，故诊为寒痹血脉，予麻黄汤主之。

余审阅时，诊其脉弦拘且减，弦拘为寒，减则阳虚，故此证当为阳虚寒痹，属虚寒证。此寒并非客寒凝痹，乃因阳虚，阴相对偏盛之寒，此时用麻黄附子细辛汤，目的在于鼓荡阳气解寒凝，使阳气升腾，大气一转，离照当空，阴霾乃散之意。

法当温阳散寒，方宗麻黄附子细辛汤主之。

何以还用辅汗三法以发汗呢？此法是使阳气蒸腾敷布，充塞周身脏腑内外，直达毫毛孔窍，自然汗出之正汗。

证属：阳虚寒痹经脉。法宜：温阳散寒。方宗：麻黄附子细辛汤主之。

上方加炮附子12g、川芎8g。3剂，水煎报，配辅汗三法，取汗。

【学员诊治】2009 年 12 月 21 日二诊：药后汗已透，头懵未作，现口干，血压 130/90mmHg。脉弦，拘象已除，舌淡红。

桂枝 12g　　白芍 12g　　炙甘草 8g　　生姜 2 片

大枣 6 枚　　柴胡 7g

【师傅批改】脉弦缓。

二诊脉由弦拘而转弦缓，此邪去正复之象。予逍遥散加川芎茶调散，实是在益气血的基础上升发清阳。风药入通于肝，肝用不及以辛补之；肝体不足，以酸补之。归芍补肝体，黄芪益肝气，柴防助肝之升发舒启乃补肝之用。

证属脾虚肝郁，清阳不升。方宗：逍遥散合川芎茶调散。

柴胡 8g　　当归 10g　　白芍 10 g　　茯苓 12g

白术 10g　　黄芪 10g　　薄荷 5g　　川芎 7g

防风 7g　　羌活 7g　　炙甘草 7g

7 剂，水煎服。

2009 年 12 月 28 日三诊：已无何不适。脉弦数。

药后已无不适，然脉见数象，恐肝热起，故去黄芪之温补，加黄芩以清肝。

上方去黄芪，加黄芩 9g。7 剂，水煎服。

前后三变皆依脉为转归，脉变则证变，治亦变。学习中医，不在于知道几个方子，重在掌握思辨方法。

按：麻黄附子细辛汤乃温阳散寒之祖方，有重大临床

223

价值，且由此方衍生出众多温阳散寒之方。此方的使用有三种情况：

一是少阴病初起，太少两感者，此方主之。内则温少阴之阳，外则散太阳之寒，故为太少两感之主方。

二是无太阳表寒证，寒邪已然传入少阴或因阳虚而寒邪直入少阴者，此方亦主之，以附子温少阴之阳，细辛入少阴经，引领麻黄入少阴，散少阴在里之寒。此亦有逆流挽舟之意。

三是纯为阳虚者，因阳虚而阴寒内盛，出现收引凝涩诸症者，此方亦可用。此时方义已变，附子温少阴之阳；细辛入肾经而启肾阳；麻黄因细辛之引领而入肾经。此时麻黄的功用已非散客寒，而是发越阳气，鼓舞少阴的阳气升腾；另一作用就是解少阴阳虚之阴凝。有据否？试观桂甘姜枣麻辛附汤即是由桂枝汤去芍药，治下后阳虚而脉促胸满者；合麻黄附子细辛汤乃治少阴阳虚阴盛而寒凝者。此方不在散寒，义在鼓荡手足少阴之阳气，使"大气一转，其气乃散"。大气乃人身之阳气，阳气得以转环，犹离照当空，阴霾自散。据此可知，少阴病纯为阳虚而无客寒者，麻附辛汤仍然可用，只是此时用麻黄细辛量应少。

阳虚阴盛之时，虚阳易动，而为格阳戴阳，此时再用细辛麻黄之辛散之品，不虑其阳脱乎？这要视其情况而定，若脉微细欲绝，纯为阳气馁弱不起者，此时可用麻黄、细辛；若脉微细，已有浮动之象，或两颧微泛浮艳之色，身有微热者，此时不宜再用，恐助阳升。若欲用之，需加龙牡、山茱萸以潜敛之，防阳脱于外。

九十三、阳虚不固

【学员诊治】耿某，男，40岁。2009年12月14日初诊：多汗，动辄汗出，腰痛，无恶风寒，便溏，余尚可。

脉弦细无力，舌晦。

证属：阳虚不固，营血不足。方宗：玉屏风合四神丸加补肾之品。

破故纸 6g	吴茱萸 6g	熟地 12g	黄芪 15g
防风 10g	白术 12g	桂枝 10g	白芍 10g
五味子 10g	浮小麦 30g	肉苁蓉 12g	巴戟天 12g
炙甘草 6g	生姜 5 片	大枣 5 枚	

【师傅批改】脉弦细缓无力。

脉弦细无力乃阳虚，营卫不足之脉。虽已隆冬，依然汗出，乃阳虚不固使然。桂枝加附子汤，正是为发汗太过、阳虚不固而汗漏不止者设。

此阳虚不固而汗。方宗：桂枝加附子汤主之。

桂枝 12g	白芍 12g	党参 12g	炮附子 15g
炙甘草 6g	大枣 5 枚		

7 剂，水煎服

【学员诊治】2009年12月21日二诊：药后汗止腰痛减，便已不溏。食后嗳气，略恶心，泛酸十余日。近四天入睡难，约 2 小时方能入睡。

上方加减继服 7 剂。

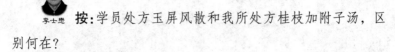

按: 学员处方玉屏风散和我所处方桂枝加附子汤，区别何在？

玉屏风散益气固表止汗，宜于脾肺气虚而汗出者。方中防风多云散风，实则非也。黄芪得防风，其力更雄。何也？风药入通于肝，补肝之用。肝之一阳升，脾之清阳亦升，佐黄芪之益气固表，佐白术之健脾。原方防风、黄芪等量，余意防风量应少。

桂枝汤治自汗，意在调和营卫；桂枝加附子汤，则一改而为温阳固表。

三方虽皆治自汗，然病机有别。

九十四、风痰（中风后遗症）

【学员诊治】彭某，男，59岁。2009年9月7日初诊：舌僵、语言謇涩、呛咳，双下肢痿软，行走困难已10个月。脾气急躁，气短无力，余尚可。脑CT：小脑出血已吸收。陈旧脑梗，脑白质脱髓鞘改变，顶叶额叶软化灶。血压130/90mmHg。血脂、血糖高。

脉弦缓滑。舌左偏，苔黄腻。

未开方。

【师傅批改】脉弦滑盛，左寸沉。舌㖞，苔黄腻。

脉滑数而盛，痰热之盛甚矣。

证属：痰热化风。法宜：涤痰息风。

黄连 12g	瓜蒌 30g	枳实 9g
茯苓 15g	竹沥水 40ml（分冲）	
郁金 10g	菖蒲 12g	白术 10g
半夏 10g	胆星 12g	天竺黄 12g
陈皮 9g	皂角子 8g	白芥子 10g
僵蚕 12g	全蝎 5g	蜈蚣 5条

礞石滚痰丸每次3g，每日2次。

【学员诊治】2009年10月10日诊：上方共服14剂。呛咳减轻，其他同前。曾有两次发现便中有痰样物约3ml。脉舌同前。

上方去礞石滚痰丸，原方7剂。

【师傅诊治】2011年3月26日诊：历经一年余，坚守上方加减，共服 161 剂，仅腿尚感无力，其他已不著，但脉仍滑数较盛，舌已不歪。

按：中风后遗症治疗较困难。倘能坚持治疗，可有一定程度好转。此案脉一直滑数而盛，治疗始终以清热涤痰息风为主，脉始终未能缓下来，痰热之盛甚矣。

对痰热盛者，吾屡用礞石滚痰丸，能下痰涎者不足三分之一，有的连便稀亦无。一日 6g，其量已不轻，不是想象的逐痰力量那么强。个别病人能够下黏痰每次约半碗，约 150ml，随痰下，下肢如绳捆铅坠之感随之缓解，然能取得如此疗效者不逾十之一二。当然，非痰热盛者，不在此例。

九十五、肝火扰心（抑郁症）

【学员诊治】牟某，女，30岁。2010年5月8日初诊：原失眠三月余，每夜仅睡2～3小时，醒后头晕、焦躁，心绪烦乱，反应迟钝。诊为抑郁症，服奥氮平、丙戊酸镁缓释片，每夜可睡8～9小时，焦躁已轻，手抖，纳可便调，月经两月未行。

脉沉弦细数。舌可。

证属：肝血不足，虚风内动而手抖。方宗：三甲复脉主之。

生龙牡各 19g	败龟板 18g	炙鳖甲 18g
干地黄 12g	熟地黄 12g	山茱萸 12g
麦冬 10g	五味子 6g	炒枣仁 30g
白芍 10g	赤芍 6g	当归 12g

【师傅批改】脉沉弦数，舌可。

一诊学员因脉弦细，诊为阴血虚而肝风内动，予三甲复脉主之。

余诊其脉为左弦数，诊为肝经郁火扰心，宗新加升降散清透郁热。

二者一虚一实，区别在于脉之细否，真是"微妙在脉，不可不察。察之有纪，从阴阳始。"

证属：郁火扰心。方宗：新加升降散主之。

僵蚕 12g	蝉蜕 7g	姜黄 9g	川军 2g

連翹 12g 　　栀子 12g 　　豆豉 12g 　　丹参 12g

【学员诊治】2010 年 6 月 5 日诊：上方共服 28 剂，精神已好转，无焦虑、思维纷乱，睡眠正常，每日 7 ~ 8 小时，梦较多，头略懵，其他尚可。奥氮平已停 9 日，丙戊酸镁每四日服一片，加阿立哌唑睡前服半片。脉沉弦滑，右寸细，左脉按之减。

上方加当归 12g。

【师傅批改】脉同学员。寸细左减。

迭服 28 剂，热清虚象显，改从益气血舒肝法治之。

热已退而气血已虚，予逍遥散加味，益气血，佐以升清。

柴胡 8g 　　当归 15g 　　白芍 12g 　　党参 12g

白术 10g 　　茯苓 15g 　　炙甘草 9g 　　柏子仁 12g

天麻 15g 　　白蒺藜 12g 　川芎 7g 　　蔓荆子 9g

【师傅诊治】2011 年 3 月 26 日诊：上方加减，已服 91 剂。精神可，睡眠可，已无不适，月经正常，西药已停。脉弦缓略减。

断续服药 90 余剂，抗抑郁药渐停，精神已完全正常。春节前即已恢复工作，完全胜任，为人交往亦无障碍，继予人参养荣汤益气血安神调理之。

按：患抑郁症，因西药副作用较大，因而转诊于中医者屡见，中医归之于神志病。中医五脏皆参与神志，因而神志病与五脏皆相关。中医治此病，就是调理五脏的阴阳气血，无固定套路，亦无专方。

九十六、肝风内动

【学员诊治】魏某，女，76岁，枣强县人。2010年11月27日初诊：身颤，以右下肢为重，卧时左下肢抽动、痉挛，凌晨两三点方能入睡，每日仅能睡三四个小时。头晕耳鸣，重则物旋，穿衣少于常人而不觉冷，余尚可。血压158/85mmHg。

脉弦滑减。舌淡，齿痕，苔白。

证属：痰蕴化风。方宗：半夏天麻白术汤主之。

半夏 15g	白术 15g	天麻 15g
茯苓 15g	黄芪 30g	党参 12g
泽泻 20g	全蝎 15g	蜈蚣 5 条

【师傅批改】脉弦数，两寸旺。

身颤腿抖皆风振掉动摇之象。风何以动？虚实寒热皆可生风，因而有实风与虚风之别。

本案何以生风？学员以弦滑减，诊为风痰，予半夏天麻白术汤主之。

吾诊其脉为弦数而寸旺，乃肝热生风且上扰，故予清肝息风治之。

脉诊有别，治亦相异。

证属：肝热化风。法宜：清肝息风。

龙胆草 5g	黄芩 9g	黄连 9g	天麻 15g
钩藤 15g	地龙 15g	全蝎 8g	蜈蚣 6 条

【师傅诊治】2010 年 12 月 4 日诊：上方共服 7 剂，腿抽、头晕已不著，身颤抖，耳背未减。脉弦略细，右尺弱。舌嫩红，苔薄腻。

药后头晕、腿抽动已不著，证明已然取效。

脉弦略细，右尺弱，概热清后，虚象露，又转虚风。当谨守病机，脉变则证变，治亦变。

证属：肾虚，肝风内旋。方宗：地黄饮子合三甲复脉主之。

熟地 12g	山茱萸 12g	寸冬 12g	五味子 5g
菖蒲 8g	远志 8g	茯苓 15g	肉苁蓉 12g
巴戟天 12g	肉桂 5g	地龙 12g	全蝎 9g
蜈蚣 7 条	生龙牡各 25g	败龟板 25g	炙鳖甲 25g

2011 年 3 月 5 日诊：上方加减共服 14 剂。身颤、腿抖、手颤、失眠等本已不著，但春节停药又作，然较初诊时亦轻，约剩 1/3，每夜可睡五小时。头已不晕。脉右寸弦旺，阴弱，左弦缓减。舌淡嫩红，苔薄白。

药后症已不著，可见上诊"转以虚风"治之，亦取得疗效。

上方加炒枣仁 30g。7 剂，水煎服。

九十七、肝火刑金犯胃

【学员甲诊治】武某，女，59 岁。2011 年 2 月 19 日初诊：心悸 20 天来诊。20 天前因咳嗽输液，咳未愈，反引发心悸，胃脘痞满，不欲食，便干。

脉沉缓滑。舌淡苔白。

证属：气虚痰阻。法宜：健脾益气化痰。

黄芪 12g	白术 9g	党参 12g	茯苓 15g
陈皮 6g	半夏 9g	升麻 6g	柴胡 9g
防风 6g	炒白芍 12g		

【学员乙诊治】脉弦缓。

证属：脾胃气虚兼湿。法宜：健脾益气化湿。

上方加白蔻。

【师傅批改】脉弦数而滑，舌可。

证属：肝火刑肺、克土。法宜：疏肝清热，佐金平木。方宗：四逆散合泻白散加味。

柴胡 9g	枳实 8g	白芍 9g	炙甘草 7g
黄芩 9g	炙桑白皮 12g	地骨皮 12g

4 剂，水煎服。

【学员诊治】2011 年 2 月 26 日诊：药后心悸、纳谷不馨皆减，尚微咳，觉有气上攻。脉略弦滑数，舌尚可。

半夏 10g	黄芩 9g	黄连 9g	干姜 7g
党参 12g	炙甘草 6g		

【师傅批改】上方加桂枝 12g、茯苓 15g、白术 10g。7 剂，水煎服。

按：两位学员皆诊为"脉缓"，吾诊为"脉数"。若四至为缓，六至为数，难道学员连数个数都数不准吗，一呼一吸竟相差两次，这是不可能的。既然不可能，为什么又相差悬殊？

概因对迟、缓、数、疾诸脉的理解不同。上述诸脉，皆以脉率相区分，三至为迟，四至为缓，五至为平，六至为数，七至为疾，八至为极，二至为败等，这都是数脉率者。中医的脉诊固亦重脉率，但中医的脉诊诊的是脉象，所重在象。若心率虽不及六至，但来去薄急者，即为数；脉率虽大于五至，然来去徐缓或泣滞，亦不以数相称，而或曰缓，或曰迟。若以脉率搏动的次数来分，那么"寸数咽喉口舌疮"，独寸数，关尺数不数？独关数，寸尺数不数？尽人皆知脉的传动是由心脏搏动而引起，寸关尺皆随心脏而动。若用脉率来解脉象，那么胸痹之瓜蒌薤白白酒汤的"寸口脉沉迟，关上小紧数"就无法解释，不可能寸口跳三下，关脉跳六下。因中医脉诊脉的是脉象，故有缓与数的差别。由于脉诊有别，故治法方药皆异。

九十八、胃热盛

【学员甲诊治】马某，女，77岁。胃痛四年余，烧心、泛酸、乏力。阵烧热头胸汗出，手心热，耳鸣耳聋。双下肢痒，搔破痒方止。右下肢肌肉紧。大便或秘或溏，余尚可。消化道造影未见异常。

脉弦滑数略涌。舌稍红，苔白。

证属：肝火犯胃。方宗：泻青丸主之。

黄芩 10g	龙胆草 6g	栀子 9g	柴胡 9g
当归 12g	白芍 10g	生地 12g	佛手 10g
枳壳 7g	羌独活各 7g	炙甘草 6g	

【学员乙诊治】脉弦滑数涌。

证属：痰热内蕴化风。法宜：清化痰热息风。方宗：黄连温胆汤加味。

黄连 10g	胆星 12g	竹茹 12g	枳实 10g
茯苓 15g	半夏 12g	天竺黄 12g	石菖蒲 9g
生龟板 20g	生鳖甲 20g	海螵蛸 20g	公英 30g
全蝎 10g			

【学员丙诊治】脉左弦数，右弦滑数略涌。

证属：痰热气滞。方宗：四逆散合黄连温胆汤。

柴胡 6g	白芍 10g	枳实 10g	炙甘草 6g
黄连 10g	竹茹 10g	陈皮 10g	半夏 10g
云苓 10g	胆星 10g	石菖蒲 10g	郁金 10g

【学员丁诊治】脉弦滑数，舌红少苔。

证属：肝火犯胃。方宗：龙胆泻肝汤主之。

龙胆草 5g	栀子 9g	黄芩 10g
黄连 10g	生地 12g	车前子 8g
泽泻 8g	川木通 9g	吴茱萸 6g

【师傅批改】脉滑数而盛。

脉滑数而盛，且呈现胃经的症状，乃胃热盛，宗泻心汤主之。

《伤寒论》154条："心下痞，按之濡，其脉关上浮者，大黄黄连泻心汤主之。"乃太阳病误下，热陷入里而成痞者，热壅中焦而关上浮。热既壅胃，不仅可成痞，亦可胃痛、吐利、嗳呕不食等，此例即是。

《金匮要略·惊悸吐衄篇》亦有泻心汤方，曰："心气不足，吐血衄血，泻心汤主之。"心气不足者，心主阴气不足也。阴不足则阳独盛，血为热迫而妄行，致吐血、衄血。

大黄黄连泻心汤与泻心汤药味组成相同，所治有别，然病机一也，皆胃热使然。煎服法不同，大黄黄连泻心汤是以麻沸汤渍之，须臾绞去滓，分温再服；而《金匮要略》之泻心汤是煎服，顿服之。概开水渍者，取其气，煎煮者取其味。气为阳，味为阴。阳胜者，升浮而散，利于胃中热邪之透散；阴胜者，沉降而泄，利于热之下趋。顿服之，取其急；分服者，取其缓。用药之细微若此，非圣人之心，孰能为之。

证属：胃热盛。方宗：泻心汤主之。

黄芩 10g	黄连 10g	栀子 10g
大黄 5g	公英 30g	

【学员诊治】2011 年 3 月 12 日诊：上方共服 11 剂。烘热、头胸汗出、耳痒、牙痛均减。身较前轻松，精力增，愿干活。仍有食后胃痛、打呃、烧心。

脉弦滑数而盛。舌红少苔。

上方加瓜蒌 18g。7 剂，水煎服。

按： 本案脉滑数而盛，且呈现胃经的症状，故诊为胃热盛，取泻心汤主之。

学员甲与丁重在肝火，学员乙重在痰，学员丙重在痰热气滞，大方向不错，但仔细分辨尚有欠缺。因脉滑数而盛，以热盛为主，且病位在胃，与诸学员尚有差别。予泻心汤降泄后，诸症皆减，说明大致与症相符。

九十九、木亢横侮脾土（肠梗阻）

【学员诊治】王某，女，45岁。2011年1月28日初诊：于2010年12月14日行子宫肌瘤剥离术。于2011年1月1日下午出现腹胀腹痛，呕吐，入院诊为肠梗阻，予胃肠减压及灌肠术后症状消失，之后一直吃流食。一周前试食面汤后，又出现腹胀、呕吐，吐酸水，又进行中药灌肠后缓解，至今一直吃流食，只能饮少量米汤，靠输液维持，已消瘦十余斤。现咽略干，寐可，小便可。

脉弦数减，右关稍旺。舌淡红，苔薄白。

证属：脾虚，气机不畅。法宜：健脾理气。方宗：四逆散合四君子汤加减。

柴胡 12g	白芍 10g	党参 10g	白术 10g
茯苓 12g	炙甘草 10g	枳实 10g	厚朴 6g
桃仁 10g	半夏 10g		

【师傅批改】脉弦细而劲，舌暗红，少苔。

脉弦细而劲，细乃阴虚；弦劲者，肝木失柔而亢。腹胀痛呕吐不能食，只靠输液及流食维持，此木亢横侮脾胃，法宜柔肝制木之亢。方用芍药甘草以泻肝，龙牡、赭石平肝逆。

证属：肝阴虚，肝阳亢，横侮脾土。法宜：滋阴平肝潜阳。

生白芍 18g　　炙甘草 8g　　生龙牡各 18g

代赭石 15g

2剂，一日三服。

238

2011年1月29日诊：药后肠鸣，下稀便2次，不恶心腹痛，已思食，仍不敢吃，继续吃流食。现正值经期，经尚可。脉寸关浮弦细数不任重按，尺沉弦细劲数。舌偏暗，苔薄白。面黄瘦无华。

证属：肾水亏，肝木失涵，克侮脾土。法宜：滋水涵木平肝。

熟地15g　山茱萸15g　山药15g　生白芍15g
炙甘草8g　生龙牡各18g　代赭石15g

2011年3月5日诊：上方曾加龟板、乌梅，共服35剂。无何不适，已吃普食。

坚持治疗月余，终可进普食，症消，人渐胖，色渐润，劲象亦消。

予逍遥散加乌梅调理善后。

按：肠梗阻通常以通下法治之。然本例脉弦细而劲，细乃阴虚；弦劲者，肝木失柔而亢。腹胀痛呕吐不能食，只靠输液及流食维持，此木亢横侮脾胃，法宜柔肝制木之亢。

学员以健脾理气治之，且方多温燥，不宜阴虚；药用升补，不宜木亢。

一○○、外感发热，气虚真阴亏（外感发热）

【学员诊治】刘某，男，38岁。2011年1月28日初诊：发热三天，体温持续在39℃左右，服退热药后汗出、热退、复热。伴恶寒，周身酸痛，纳呆，偶咳。

脉浮弦数。舌红，苔白。

证属：寒束热郁。方宗：白虎加桂枝汤。

| 桂枝 12g | 石膏 15g | 知母 5g | 炙甘草 5g |
| 山药 10g |

【师傅批改】脉浮弦数，沉取寸弱，尺躁动。

此案独尺躁动，乃真阴亏，故取景岳理阴煎大补真阴。

证属：脾肺气虚，肾水亏而相火旺。法宜：益气，滋补真阴。方宗：理阴煎加生芪。

| 熟地 50g | 山茱萸 30g | 当归 12g | 丹皮 10g |
| 炮姜 4g | 肉桂 4g | 生芪 12g |

2剂，水煎服，分四次服，一日夜服完。

【师傅诊治】2011年1月29日诊：今晨体温38℃～37.2℃，未服退热药。热时身寒，药后见汗。肠鸣，未腹胀。脉浮弦数，按之无力，尺躁动已缓。舌偏红，苔灰厚。

二诊，热减，苔厚，乃滋补太过而湿化，故加茯苓、白术以祛湿，合黄芪、党参亦培土以制阴火。

| 熟地 30g | 山茱萸 20g | 当归 12g | 肉桂 4g |

炮姜 4g　　　生芪 12g　　　党参 12g　　白术 10g

茯苓 15g

3 剂，一日三服。

2011 年 2 月 19 日诊：春节后第一次出诊，药后汗出热退，现咳，盗汗，精力不足，余尚可。脉弦细数，舌偏红少苔。

证属：肝阴不足，肝气郁结。方宗：一贯煎主之。

寸冬 18g　　　沙参 15g　　　干地黄 15g

生白芍 12g　　川楝子 9g　　　丹皮 10g

栀子 8g　　　旋覆花 15g　　　代赭石 18g

4 剂，水煎服。因临近春节停诊，故二诊后未再连续治疗。节后询及，汗出热退，知景岳所云不讹。

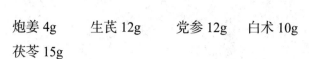

按：一个普通外感发热，何以用理阴煎加黄芪，熟地用至 50g？因其尺脉躁动。

关于躁脉，《内经》中有精辟论述，曰："汗出而脉尚躁盛者死"，"有病温者，汗出辄复热，而脉躁疾，不为汗衰，狂言不能食，名阴阳交，交者死也。"《伤寒论》曰："脉数急者为传也。"数急同于躁。躁乃独阳无阴也，故死。